Warum ist dünn sein immer noch das beherrschende Schönheitsideal vieler Frauen? Mit »Moppel-Ich« hat Susanne Fröhlich 2004 eine große Diskussion über das Thema »Schlankheitswahn« angestoßen. Selbstbewusst, selbstironisch und offen schildert sie in diesem Buch nun, wie es ihr seitdem mit dem ewigen Auf und Ab auf der Waage ergangen ist, wie die Öffentlichkeit darauf reagiert und wie sich das Verhältnis der Menschen zum Thema »Gewicht und Figur« in Deutschland grundsätzlich verändert hat. »Und ewig grüßt das Moppel-Ich« ermuntert zu mehr Gelassenheit gegenüber erniedrigenden Schönheitsidealen und beweist: Frauen können mehr als Kalorien zählen und sich dünne zu machen.

Susanne Fröhlich ist erfolgreiche Fernseh- und Rundfunkmoderatorin. Ihre Sachbücher und Romane wurden alle zu Bestsellern – auch als Hörbücher. Susanne Fröhlich lebt mit ihrem Mann und ihren beiden Kindern im Taunus.

Unsere Adresse im Internet: www.fischerverlage.de

Susanne Fröhlich

Und ewig grüßt das Moppel-Ich

Fischer Taschenbuch Verlag

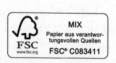

Veröffentlicht im Fischer Taschenbuch Verlag,
einem Unternehmen der S. Fischer Verlag GmbH,
Frankfurt am Main, Februar 2012

Lizenzausgabe mit freundlicher Genehmigung des
Krüger Verlags, Frankfurt am Main
© S. Fischer Verlag GmbH, Frankfurt am Main 2012
Druck und Bindung: CPI – Clausen & Bosse, Leck
Printed in Germany
ISBN 978-3-596-18681-5

Inhalt

Der Glücksfresser 7
Kleiner Rückblick 16
Schockstarre im Zug oder: Bild dir nichts ein . . . 33
Wetten, dass ..? – Von der öffentlich-rechtlichen
   Show zur Schau-Wiege 48
Bizarres rund ums Essen und das Gewicht 70
Dünn – die neue Religion 90
Das Böse is(s)t immer und überall 93
Dick ist die Hölle 100
Dünnsein ist das Paradies 105
Diets are forever 126
Warum tun wir uns das an? 137
Des Kaisers winzige Kleider 150
Kleiner Exkurs über den weiblichen Ehrgeiz 156
Wie es anders und besser gehen könnte 159
Andere Länder, andere Sitten! Moppel
   worldwide *Oder:* Where the hell
   is Moppel-Paradise? 162
Von Tieren lernen 180
Bye bye baby, bye bye 188
Welcome back 194
Im Nahkontakt mit dem Moppel-Ich
   Interviews 198

»Du hast einfach Talent zum Essen.«

Mein elfjähriger Sohn Robert bei einem
üppigen Fünfgangmenü bei
»Sterneköchin« und Freundin Hélène
Herbst 2009

Danke Conny – für alles!

Der Glücksfresser

Sie sind das verdammte Thema »Idealgewicht« einfach leid? Sie wollen nichts mehr darüber hören, wie man eben mal im Schlaf ohne Mühe abnehmen kann, würden aber dennoch natürlich sehr gerne Ihren Speck über Nacht irgendwie loswerden? (Falls es mal so weit sein sollte, melde ich mich hiermit unverbindlich an – ich hätte am nächsten Morgen gerne den Körper von Shakira!) Sie finden das ganze Thema Diät und Co. überbewertet und langweilig, grämen sich aber insgeheim trotz allem und befinden sich schon deshalb in einem Dauerdilemma?

Dann geht es Ihnen ähnlich wie mir. Ich bin komplett genervt, bekomme eine Art unsichtbaren Ganzkörperhautausschlag, wenn ich das Wort »Diät« nur höre, und würde wirklich gerne auch mal über etwas anderes sprechen. Warum aber schaffe ich das genauso wenig wie viele andere da draußen in der kaloriendominierten Welt? Was ist an diesem Thema eigentlich so weltbewegend? Wie ist es dazu gekommen? Wieso hat Übergewicht ein ebensolches in den Medien? Wieso vergeht kein verdammter Tag mehr, an dem nicht irgendetwas über Zu- und Abnehmen eines »Promis« in den Zeitungen steht? Passiert sonst nichts?

Woran liegt das alles? Ist es heutzutage wirklich entscheidend, was man wiegt? Ist Dünnsein mittlerweile das neue Jungsein? Das neue Reichsein? Definitiv ja.

Dünnsein ist die Währung, die aktuell zählt. Unlängst

sagte Kate Moss: »Nichts schmeckt so gut wie das Gefühl, dünn zu sein.« Und: »Man kann nie zu reich oder zu dünn sein«, hatte schon die Herzogin von Windsor gesagt, und nie war zumindest der letzte Satz wahrer als heute. Das Streben nach der Idealfigur eint selbst extrem unterschiedliche Frauen und mittlerweile auch Männer. Der Druck wächst.

Ein Zeitalter wie unseres, in dem über Fünfzigjährige der Magersucht verfallen und laut Untersuchung mehr als 70 Prozent der Frauen bereit wären, auf fünf zusätzliche Lebensjahre zu verzichten, um in der Restzeit in Größe 36 zu passen, in einem solchen Zeitalter kann man kaum mehr ungestraft einen Body-Mass-Index jenseits der 25 haben.

Sind wir alle bekloppt? Wer setzt uns eigentlich unter diesen Zwang? Wer sagt eigentlich, dass wir da mitspielen müssen? Kann man einfach aussteigen – wie beim Kartenspiel »Ich passe« sagen –, ohne sozial geächtet zu werden? Kann man es tatsächlich schaffen, entspannt zu essen und eine Waage zu betreten, ohne Schweißausbrüche zu haben? Endlich mal wieder ein Weißbrot nur als das sehen, was es ist: ein Brot? Okay – ein Brot ohne Körner und mit viel weißem Mehl. Bösem weißen Mehl. Eine Kohlenhydratbombe. Aber letztlich halt doch nur ein Brot. Eines, von dem unsere dünnen französischen Nachbarn nicht genug bekommen können.

Warum nur tun wir uns das alles an? Viele von uns sogar immer wieder? Vom Hin und Her und der daraus resultierenden Erkenntnis handelt dieses Buch.

Nun werden Sie sich vielleicht fragen: Warum noch ein Buch zu diesem Thema?

Ist mit »Moppel-Ich« nicht alles gesagt gewesen? Ich dachte eigentlich ja. Zu meinem großen Erstaunen musste ich feststellen, dass Moppel-Ich als etwas gesehen wurde, was es auf keinen Fall sein sollte: ein Diätbuch.

Ich habe mich mit dem unendlichen Kampf gegen die überflüssigen Pfunde beschäftigt, und wahrgenommen wurde das Ganze als Anleitung zum Abnehmen. Etwas, was nie in meiner Absicht lag. Klar, ich habe damals abgenommen, aber es ging um mehr. Um das ganze Drumherum. Um eine komplette Industrie. Um den Druck. Um den Verzicht, die verdammte Plackerei und den elendigen Kampf. Die skurrilen Begleiterscheinungen. Und natürlich die ganz große Frage nach dem Warum. Und dem »Wofür das alles?« Steht der Aufwand im Verhältnis zum Benefit? Was hat man eigentlich vom Schlanksein? Verspricht Schlanksein eventuell mehr, als es halten kann?

Die Reaktionen, als ich wieder zugenommen hatte (etwas, was ich nie für ausgeschlossen gehalten hatte!), waren vehement. Hämisch, gehässig und so drastisch, dass ich erschrocken bin. Schließlich bin ich weder die Einzige, der das passiert ist, noch die Erste. Den meisten geht es ähnlich. Was führt also zu solchen Reaktionen? Zu übelsten Beschimpfungen und Körperkontrollen mitten auf der Fußgängerzone, als eine Frau mir ungefragt die Jacke aufmachte, um zu gucken, wie es gewichtsmäßig um mich steht? Wieso schreibt jemand E-Mails mit der Anrede: »Fette Sau!« Was macht Menschen ausgerechnet bei diesem Thema derart aggressiv? Gäbe es nicht jede Menge andere Themen, über die man sich herrlich ereifern könnte? Politik zum Beispiel, mangelnde Hilfsbereitschaft, Kinderarbeit oder Ähnliches. Wie wäre es mit der Tatsache, dass Frauen immer noch etwa 22 Prozent weniger Gehalt für die gleiche Arbeit bekommen als Männer – und das in Deutschland? Ich könnte eine sehr lange Liste mit diversen Aufregern erstellen, komischerweise führt keines dieser Themen je zu solch tollwutartigen Reaktionen.

Was ist es, was Menschen beim Thema Dicksein zu

Furien werden lässt? Wie kann man sich über Gewichtsschwankungen einer fremden Person derart ereifern? Ist das »Scheitern« etwas, das auch ihnen die Hoffnung raubt? Ist es eine Stellvertretersache? Oder nur pure Schadenfreude, die man in diesem Fall auch hemmungslos ausleben darf? Schließlich gilt für Moppel keinerlei Political Correctness. Über dicke Menschen darf man sich offen empören. Obwohl sie niemandem etwas tun. Wäre da nicht eine Form von Mitleid oder Verständnis die normalere Reaktion? Ein »Schade!« statt ein »O Gott, wie ekelhaft!« Oder ein »Kenne ich, gibt Schlimmeres!«

Da werden Fotos von Pierce Brosnan und seiner Frau Keely Shaye Smith am Strand gezeigt, und die Zeitung titelt: »James Bond mit seinem Lieblingswal«. Ist das jetzt witzig, nur weil die bildschöne Keely nicht in Size Zero passt? Anscheinend ist es für Zeitungsmacher unvorstellbar, dass ein Mann wie Pierce Brosnan, im Filmleben umgeben von Top-Figürchen der Bond-Girls, im echten Leben ein bisschen mehr Frau mag? Gilt das jetzt schon als Charity, wenn ein schöner Mann sich mit einer Frau jenseits Kleidergröße 42 abgibt? Und das, obwohl er sicherlich auch andere Möglichkeiten hätte ...

Natürlich weiß ich, dass ich selbst freiwillig mit dem Thema an die Öffentlichkeit gegangen bin. Mit anderen Worten: Wer mit seinem Speck offensiv umgeht, muss mit den Reaktionen leben. Schließlich bin ich die Autorin von »Moppel-Ich«, und es war klar, dass man nach der Veröffentlichung eines solchen Buches unter einer gewissen Beobachtung steht. Ich hatte aber, vielleicht für viele erstaunlich, angenommen, dass Menschen ein Buch auch lesen und die vorhandene Botschaft verstehen. Eine Botschaft, die eben nicht lautete: Nimm sofort ab und ja nie wieder zu.

Natürlich war mir bewusst, dass man mit einem solchen Thema einer gewissen medialen Gewichtskontrolle unterliegt. Dass man aber tatsächlich und wahrhaftig auf eine Waage gezwungen wird, hatte ich schlicht nicht für möglich gehalten. Vor allem nicht im öffentlich-rechtlichen Fernsehen. Aber ein Gutes hatte die unselige Wiegeaktion bei »Wetten, dass ..?« (später mehr dazu) immerhin. Nach der Bild-Schlagzeile am nächsten Tag: »Wiegt Frau Moppel-Ich wirklich 108 Kilo?« kann einen in puncto Gewicht wirklich nichts mehr schrecken. Vor allem weil alle, die mich danach getroffen haben, eher angenehm überrascht waren. 108 Kilo. Eine stattliche Zahl. Übrigens, nur nebenbei bemerkt, ich habe noch nie so viel gewogen, aber nach einer solchen Schlagzeile auf der Titelseite kann man auch im Bikini in den Supermarkt gehen.

Wenn Oliver Pocher Mariah Carey in einer »Wetten, dass ..?«-Sendung als »Presswurst« bezeichnet, ist das laut Thomas Gottschalk frech und unverschämt. Aber macht es automatisch ein Verhalten salonfähig, erwachsene Frauen auf eine Waage zu zerren? Der Moderator der Sendung findet: »Wenn man wie Susanne Fröhlich das Thema Diät als Geschäftsmodell entdeckt hat, ist das auch zumutbar!« So hat er sich wörtlich geäußert. Diät als Geschäftsmodell? Bin ich Miss Weight-Watchers? Vertreibe ich »Du darfst«-Salami? Verticke ich dubiose Pillen im Internet? Verspreche ich etwas, was ich selbst nicht halten kann? Ich habe ein Buch geschrieben, nicht das Thema Diät als Geschäftsmodell entdeckt. Und es hätte schon gelangt, den Untertitel des Buches zu lesen. Vorne drauf steht, groß und deutlich: »Moppel-Ich. Der Kampf mit den Pfunden«. Nicht etwa »Der Sieg über die Pfunde«. Und auch nicht: »Der ultimative Abnehm-Guide«. Oder: »So nehmen Sie rasant und dauerhaft ab«.

Dass ich eindeutig zugenommen hatte, war offensichtlich. Das Wiegen hatte etwas Demonstratives. Ein Strafwiegen. Man soll, besonders als Frau, sein »Maul eben nicht so voll nehmen!« In jeder Hinsicht. Aber wer einmal vor etwa 13 Millionen Menschen auf einer Waage stand, dem ist so schnell nichts mehr peinlich. So gesehen hat alles am Ende doch noch was Gutes.

Wie kann es sein, dass heutzutage Doofheit absolut salonfähig ist, ein Moppel-Dasein aber eigentlich mindestens eine Burka verlangt? Selbstbewusstsein und Dicksein schließen sich in der Öffentlichkeit aus. Wer ein Moppel ist, hat gefälligst demütig zu sein. Kleinlaut und leise, schließlich hat sich der Moppel offensichtlich nicht unter Kontrolle. Ein Moppel hat in der westlichen Welt wenig zu lachen. Und muss sich ständig rechtfertigen.

Damit ist bei mir jetzt Schluss. Ich will mich nicht für meinen Körper entschuldigen. Warum auch: Immerhin ist er meiner. Also kann ich wohl auch entscheiden, wie ich mit ihm umgehe. Das heißt nicht, dass ich in Ekstase gerate, wenn ich mich morgens nackt im Spiegel sehe. Ich gehöre nicht zu den Frauen, die sich Mantra-artig ständig sagen, wie toll sie sind. Ich bin Realistin und kann erkennen, wenn es Optimierungspotential gibt. Mir ist klar, dass man aus einem meiner Oberschenkel auch gut zwei durchschnittliche machen könnte. Oder drei sehr dünne. Aber soll ich mich deshalb vor die nächste U-Bahn werfen? Ist es inzwischen strafbar, Mops-Schenkel zu haben? Wenn sie mich nicht stören, was regen sich dann andere darüber auf?

Immerhin ist das Gute an diesen Schenkeln: Es sind meine und nicht Ihre. Und wenn Sie Ihre neben meine halten, dann sehen Ihre garantiert richtig dünn aus! Ist das nicht wunderbar? Braucht es nicht Moppel-Schenkel, damit normale Schenkel was hermachen? Es gibt nun mal keine Norm-Schenkel! Genauso wenig wie

Norm-Körper. Trotzdem streben wir immerzu danach. Und glauben, nur weil wir nicht ganz im »Normbereich« (der wirklich nur noch winzigen Spielraum lässt) sind, müssen wir uns eben auch einiges gefallen lassen. Wenn Sie dazu bereit sind – Ihre Entscheidung. Ich spiele nicht mehr mit. Ziehe nicht brav den Kopf ein, wenn über irgendeins meiner Körperteile gewitzelt wird.

Ich werde nicht mehr nett sein, wenn andere frech sind. Warum auch? Schließlich wahre auch ich zumeist die Grenzen der Höflichkeit. Wenn demnächst ein glatzköpfiger kleiner Mann mit ziemlich fiesem Mundgeruch meint, einen Witz über mein Gewicht machen zu müssen (natürlich vor einer herrlich großen Runde), werde ich nicht mitlachen, sondern verbal zurückschlagen und dann lachen. Anderen ungefragt etwas zu ihrem Äußeren zu sagen, ist übergriffig. Unverschämt und dreist. Aber wie schon erwähnt: Political Correctness ist etwas, was für Moppel nicht gilt. Niemand würde sich heutzutage erdreisten, lautstark zu behaupten, dass Südländer stinken oder Ähnliches.

Bemerkungen über Moppel hingegen sind absolut in Ordnung. Da gibt es keinerlei Beißhemmung. Aber es gibt die Möglichkeit, zurückzubeißen, und ich verspreche, ich werde sie nutzen.

Hinzu kommt: Ich habe schlicht keine Lust mehr, mich dem »Glücksfresser« Abnehmen zu unterwerfen. Denn das ist es, was die ständige Beschäftigung mit dem nervigen Thema ist: Ein absoluter Glücksfresser. Wir sind nicht glücklich, während wir essen, weil wir uns natürlich sofort schämen und grämen für jeden Bissen, den wir in den Mund schieben. Wenn wir nicht essen, uns also alles verkneifen, was verlockend erscheint, sind wir auch nicht glücklich. Verzicht ist eben kein Glücksbringer. Wir sind nicht glücklich, wenn wir in Modezeitschriften blättern und sehen, wie wir nie sein können. Unzufriedensein macht dann auch noch extrem schlechte Laune. Und schlechte Laune macht hungrig. Ein fataler Kreislauf.

Was hat dazu geführt, dass Schlanksein eine so immense Bedeutung bekommen hat und damit ein Abweichen von idealisierten Standards so verwerflich ist?

Ist es die immerwährende Hoffnung, das große Versprechen, das mit dem Schlanksein verbunden ist? Schlanksein steht für gesund sein, für Leistungsfähigkeit, Sportlichkeit, Jugendlichkeit und Diszipliniertheit. Die schlichte Übersetzung lautet: Wer schlank ist, ist auch glücklich. Stimmt das wirklich so? Sind schlanke Menschen per se gesünder? Sehen sie wirklich jünger aus? Wo liegt der Gewinn von weniger Gewicht? Kann nicht auch ein Moppel gesund, fit, sportlich, jugendlich und diszipliniert sein? Ich glaube ja. Immerhin bin ich meiner Meinung nach all das. (Bis auf das jugendlich vielleicht – aber warum auch, ich bin 47, und da ist man aus dem Alter eben raus!)

Ist Schlanksein mittlerweile nicht sogar noch mehr? Die Form einer modernen Religion, Opium fürs Volk, für dessen Beschaffung Millionen von Menschen tagtäglich größte Mühen auf sich nehmen, ein Aberglaube, der sie von anderen, wichtigeren Dingen abhält und ablenkt. Man könnte herrlich Karriere machen, Sprachen lernen und einfach nur Spaß am Leben haben, stattdessen verbringen weltweit immer mehr Frauen und mittlerweile auch Männer ihre Lebenszeit damit, Kalorien zu zählen oder sich um ihren BMI zu grämen. Das verschiebt Prioritäten und setzt neue. Prioritäten, die es definitiv nicht wert sind.

Kann man es schaffen, ein entspannteres Verhältnis zu diesem Thema zu bekommen? Ich glaube, man kann. Man kann es wenigstens versuchen. Ich habe es satt zu lesen, wie viel ich angeblich wiegen sollte. Ich werde niemals mehr so viel wiegen – bzw. so wenig. (Außer man hackt mir den Kopf und die Gliedmaßen ab!)

Irgendwann muss man sich entscheiden. Ja ich bin ein Moppel – und ich werde wohl einer bleiben –, aber man kann auch als Moppel durchaus ein feines Leben haben. Vor allem kann man endlich mal damit anfangen, dieses Leben auch in die Tat umzusetzen. Wenn man aufhört, sich an Unmöglichem abzuarbeiten, hat man unendlich viel mehr Spaß. Falsche Vorstellungen bleiben nicht nur Vorstellungen – sie bleiben auch falsch.

Ewig zu warten, alles zu verschieben bis zu dem Tag, an dem man dünn ist – oder wenigstens schlank –, ist krank. Vielleicht kommt dieser Tag X nie. Mal ehrlich: Und wenn schon. Das Leben ist zu kurz für eine Dauerdiät. Ob ich will oder nicht – ich werde bleiben, wie ich bin. Um all diese Themen geht es in Moppel-Ich reloaded, denn, wie wir alle wissen: »Ewig grüßt das Moppel-Ich«.

Kleiner Rückblick

Insgesamt muss man sagen: Ich bin meinem Speck dankbar. Jeder einzelnen kleinen und größeren Rolle. Dem Bauchfett, dem Schenkelfett, dem Oberarmfett – ja, an dieser Stelle noch einmal: Danke. Natürlich auch an die sonstigen Fettpolster – aber ihr wisst, bei Dankesreden bekommen nur die wichtigsten entsprechendes Lob. Schließlich bin ich eine der wenigen, die sagen kann, ich habe mit meinem eigenen Speck Geld verdient. (Okay, vielleicht noch Mastschweine, die aber haben bekanntlich wenig Spaß an der Sache!) Immerhin.

Moppel-Ich war erfolgreicher, als ich es je für möglich gehalten hatte. Das hat mich sehr gefreut. Scheinbar gibt es da draußen doch noch mehr Frauen wie mich, die immer wieder versuchen, die Waage versöhnlich zu stimmen. Ein Kampf, wie eine never ending Story. Ein Kampf, der ermüdet, Zeit und Energie frisst und der noch ernüchternder ist, als seinem Mann dabei zuzuschauen, wie er sich an den Fußzehen herumpult. Warum nur steigen wir immer wieder in den Ring und auf die Waage? Ist das Ergebnis die Mühen wert? Ändert sich ein Leben tatsächlich so eklatant, wenn man ein paar Kilos verliert? Hat sich mein Leben verändert? Ist das Leben leichter, wenn man selbst leichter ist?

Zunächst mal: Ja.

Ja, weil ich besser aussah. Schlanker eben. Das macht vor allem die Klamottenwahl unkomplizierter. Beherzt

16

habe ich sofort alles aussortiert, was zum klassischen Moppel-Outfit gehört. Lange, sehr lange schwarze Blazer, Tuniken jeder Art und natürlich alles, was hinter der Vier keine Null hatte. Einfach aus Prinzip. Wer schlanker ist, wird schnell ein wenig überheblich, vor allem sich selbst gegenüber, leider manchmal auch anderen gegenüber. Man fühlt sich so wahnsinnig willensstark. Immerhin hat man einen grässlichen Kampf gewonnen. Man hat tatsächlich abgenommen und hofft natürlich, dass sich dieser neue Zustand hält. Obwohl man tief drinnen ein wenig zweifelt, vor allem weil man sich selbst ja kennt. Trotzdem: Weg mit den alten sooo großen Klamotten. Da wird man ja keinesfalls je wieder reinpassen. Schlanksein, so glaubt man – getragen vom Siegesrausch –, ist eine Einbahnstraße ohne Wendemöglichkeit.

Aber ich bin der klassische Jo-Jo-Moppel. »Heute dünn und morgen dick – der Frauen Geschick« hat Ringelnatz gedichtet, und bei mir ist es genauso. Ich habe für Moppel-Ich und durch das Schreiben von Moppel-Ich abgenommen. 23 Kilo, um genau zu sein. Nun, gut fünf Jahre danach habe ich wieder fast alle Kilos drauf. (Vier sind tatsächlich immer noch weg – jedenfalls heute, ich kann aber für nichts garantieren!) Das ist gelinde gesagt: Ärgerlich.

»Schön blöd«, denken Sie. Klar ist das blöd. Mehr als blöd. Saublöd. Aber eben nur blöd – kein Drama. Kein Weltuntergang. Keine schlimme Krankheit. Der Speck war weg, jetzt ist er wieder da. Er ist eben anhänglich. Jedenfalls bei mir. Er ist und bleibt einer meiner treuesten Weggefährten. Ein lästiges Anhängsel, dass umso hartnäckiger wird, je mehr Aufmerksamkeit man ihm schenkt. Es ist eine Art Symbiose, mein Speck klammert sich an mich, wie RTL an Dieter Bohlen. Normalerweise profitieren bei einer symbiotischen Beziehung beide

Seiten, nur irgendwas läuft da schief. Der Speck fühlt sich bei mir anscheinend sehr wohl, was ich im Umkehrschluss davon habe, ist manchmal allerdings doch zweifelhaft.

»Selbst schuld«, ist Ihr nächster Gedanke, und auch das ist wahr. Schließlich wurde ich weder zwangsernährt noch anderweitig zur Nahrungsaufnahme gezwungen. Niemand rannte mir mit leckeren Schnittchen hinterher oder lockte mich zum Büfett. Keiner zerrte mich zum Kühlschrank oder hat mir den Einkaufswagen mit Leckereien vollgeladen. Das war ich ganz allein. Nicht unter Drogen- oder Alkoholeinfluss, sondern mit einigermaßen klarem Verstand. Schade, es wäre natürlich wesentlich angenehmer, die Schuld jemand anderem zuzuschieben. Dem Wetter, den Genen, der Regierung oder irgendeiner fremden Macht. Aber die sind es nicht. Ich bin für meinen Speck verantwortlich. Was jedoch den Umgang mit dem Speck angeht und die daraus resultierende Hysterie, da gäbe es schon ein paar Adressen, die eine Teilschuld nicht nur an meinem, sondern auch an ihrem Speck haben. Aber im Endeffekt und im großen Ganzen: Mea culpa!

Also, fragen Sie sich, wie konnte es dann dazu kommen? Wieso quält man sich erst gnadenlos, um im Anschluss schleichend die Körper-Airbags zurückzugewinnen? Gibt es beim ewigen Kampf gegen überflüssige Pfunde, jedenfalls augenscheinlich bei mir, keinen Erkenntnisgewinn? Oder ist der vermeintliche Gewinn doch dauerhaft nicht so süß wie eine doppelte Portion Tiramisu?

Spätestens nach dem zweiten oder dritten Anlauf und dem jeweiligen Rückfall beginnt man am eigenen Verstand zu zweifeln. Ist man einfach nur gefräßig und disziplinlos? Nur bedingt lernfähig?

Bei mir trifft das sicherlich zu. Ich habe einen unbändigen Hang zum Essen. Mein Sohn drückt das freundlicher aus. Bei einem wunderbaren Abendessen einer Freundin, die herausragend kochen kann (danke, Hélène!), sagte er: »Du hast Talent zum Essen!« Da ist zweifellos was dran. Nahrung stimmt mich gut gelaunt. Nahrung hat durchaus auch etwas Tröstliches. Lenkt ab von Langeweile oder Frust. Ist Kompensation, aber längst nicht nur das. Essen macht eben einfach auch Spaß. Ist Lust. Ist Genuss. Und nicht nur, was die Köstlichkeiten auf dem Teller anbelangt. Auch das ganze Drumherum ist wunderbar: Wenn man beim Einkauf einmal nicht ewig darüber nachdenken muss, welche Yoghurtsorte weniger Kalorien hat, wenn man dann in der Küche etwas Schönes für die Familie vorbereitet und schließlich alle zusammen mit Freude essen. Wenn man sich abends mit Freundinnen in einem Restaurant trifft, an einem schön gedeckten Tisch sitzt, viel reden und schön speisen kann. Anstatt schon wieder einen Salat oder einen gedünsteten Fisch – ohne alles – zu sich zu nehmen und sich überlegen zu müssen, dass man – würde man sich noch eine Weinschorle bestellen – am nächsten Tag praktisch gar nichts essen darf.

Ein Genuss, den man sich selbst oft genug versaut, indem man ständig – wie einen Tinnitus – eine Stimme im Ohr hat, die einem zuflüstert: Das darfst du nicht, jenes ist nicht erlaubt, und wenn du jetzt noch eine Scheibe Weißbrot isst, dann werden deine Schenkel und du es morgen bitter bereuen. Ein kleiner Sprechautomat, der bei Frauen, die auf ihre Figur achten, quasi serienmäßig eingebaut ist. Und der nie pausiert. Denn essen muss man ja, das heißt: Man ist ständig mit Essen konfrontiert und kann es nicht – wie etwa Zigaretten oder Oliver Pocher – einfach aus seinem Leben verbannen. Beim Essen funktioniert deshalb »aus den Augen, aus dem Sinn« nicht. Es lebt von der Wiederholung und ist

19

immer da. Und damit die Beschäftigung mit dem, was vermeintlich richtig und was falsch ist.

Zurück zum unerfreulichen Thema Zunahme. Warum nur konnte ich mein Gewicht nicht halten? Wieso habe ich mir nach und nach alles wieder schön draufgefuttert? Will mein Körper vielleicht lieber kräftiger sein? Bin ich als Moppel konzipiert? Oder schaffe ich es schlicht nicht, mich dauerhaft zu disziplinieren? Bin ich vielleicht einfach nicht heiß genug auf eine wirklich heiße Figur? Oder ein lebender Speckmagnet?

Beim Erscheinen von Moppel-Ich im Frühjahr 2004 war ich in Höchststimmung und für meine Verhältnisse schlank. Wie wir alle wissen, ist das eine sehr, sehr individuelle Angelegenheit. Ich passte in Kleidergröße 38 (bei ausgesprochen wohlwollenden Herstellern) und ansonsten in 40. Eine Größe, bei der viele schon ernsthaft an sofortige Diät denken. Eine Größe, die bei Vorher-Nachher-Geschichten meistens auf der Vorher-Seite steht. Wer über 60 Kilo wiegt und das bei einer Körpergröße von mindestens 1,70 Meter, gilt in Heften wie »Bunte« und Ähnlichem schon als drall. Oder freundlicher ausgedrückt als Vollweib. Mir allerdings hat meine neue Konfektionsgröße vollkommen gelangt, ich war geradezu euphorisch. Ich wollte gerne eine Sechs auf der Waage sehen. Bei 69 Kilo war mein Ziel deshalb erreicht. Noch mehr – oder besser noch weniger – brauchte ich nicht.

Dennoch war es streng genommen immer noch viel zu viel. Denn was das Thema »Gewichtsabnahme« anbelangt, sind Frauen ja nie fertig. Während ich mich sozusagen schon auf dem Feldberg als Gipfelstürmerin fühlte und hoffte, dort mein Basislager einrichten zu können, sind viele von uns ja unterwegs auf den K2 der Schlankheit – sie streben nach Size Zero. Jedenfalls nach dem, was man so an Beiträgen in Internetforen liest. Demnach hatte ich mich mit meiner Gewichtsabnahme nicht etwa für das Siegertreppchen, sondern allenfalls für eine – übrigens ziemlich lausige – Startposition an der internationalen Diät-Olympiade qualifiziert: http://www.erd beerlounge.de/erdbeertalk/Size-Zero-_t347973s3

JULE:
Ich liebe es so schlank zu sein und anziehen können, wozu ich lust hab ohne dass es aufträgt. es gehört verboten röhrenjeans und enge lederhosen größer als grösse 36 zu verkaufen. mir kommt jedesmal das kotzen wenn ich sowas sehe. hab selbst größe 32/34 und bin total stolz darauf. die männer sagen sie stehen nicht auf so dürre mädchen aber das ist total gelogen 90 % der männer hätten gern so eine freundin gibt aber leider zu wenig schlanke frauen. lieber zu dünn als zu dick.

(Ich hoffe, dass Jule mich niemals trifft, wenn ich mit einer engen Hose unterwegs bin. Ich will nicht verantworten müssen, dass das dünne Mädel auch noch kotzen muss!)

Kleine Bemerkung noch am Rande, liebe Jule: Wer wegen seiner Schönheit geliebt oder sogar geheiratet wird, wird auch deswegen verlassen!

LISA:
Ich hab auch Size Zero – und?! Früher hatte ich ne 34, aber jetzt zum Glück wieder 32 … mit ner anderen Grösse komm ich einfach nicht klar. Aber ich bin auch nur 1,57 m gross, 14 Jahre & hab insgesamt nen schmalen Knochenbau, hab auch nur nen BMI von 17,4. & außerdem geh ich fast jeden tag joggen, außer wenn's regnet. Aber Leute als ›krank‹ zu bezeichnen, nur weil sie size zero schön finden, find ich scheiße. Manche finden halt dünne schön, und andere welche mit ner weiblichen Figur. Ich versteh z. B. auch

nicht, wie man sich in grösse 38 wohl fühlen kann. Ich würd mir darin voll fett vorkommen … Irgendwie beneide ich solche Leute auch. Naja, ich finds jedenfalls schön.

Es ist eben nie genug. Einerseits. Andererseits: Kleidergröße 32 ist sooo irrsinnig winzig und für mich völlig utopisch. Wer je eine Jeans in Size Zero (etwa Jeansgröße 24–25) gesehen hat, kann sich kaum vorstellen, dass Frauen über 1,50 Meter da reinpassen. Das sieht aus wie eine Kindergröße. Ich schätze, mir hätte eine solche Hose als Elfjährige gepasst (und ich war ein schlankes Kind!). Damit wir uns hier nicht missverstehen: Ich bin keine Dünnenhasserin. Wieso auch? Wer schmal gebaut ist und in Size Zero passt – fein. Aber für durchschnittlich gebaute Frauen ist diese Größe ungefähr so erreichbar wie der Mond. Genauso gut könnten wir uns Prada-Taschen für alle oder endlich eine gerechte Bezahlung auch für Frauen beim Universum bestellen. Das würde dann leider sagen: »Also ich könnte dir beispielsweise einen freien Parkplatz direkt vor der Haustür verschaffen. Oder dir versprechen, dass nie mehr Socken in der Waschmaschine verschwinden. Aber Size Zero? Träum weiter!«

Hier zur Info die ungefähren Maße, will man in Kleidergröße Zero passen: ca. 80 – 55 – 80 cm, BMI 15 bis 16, ca. 43 bis 48 Kilo bei einer Größe von 170 cm.

Einmal abgesehen davon, dass man von den meisten weiblichen Hüftknochen einiges abmeißeln müsste – es gibt natürlich Frauen, die wie Victoria Beckham das weibliche Plansoll erfüllen. Von ihnen erfährt man dann gelegentlich etwas über die Tagesgestaltung einer Size Zero. So war neulich in einer Zeitschrift zu lesen, sie würde täglich nicht mehr als 700 Kilokalorien zu sich nehmen. Wer bereit ist, diesen Preis zu bezahlen, viel Vergnügen. Ich jedenfalls kenne meine Möglichkeiten.

Schon mein Becken würde sich niemals bereiterklären, in eine Size Zero zu passen. Egal wie streng ich mit mir wäre. Knochen sind Knochen, die kann man nicht weghungern. Und am Ende steht man dann da wie Madonna, die sich nach jahrelangem harten Training (täglich mindestens zwei Stunden Hanteltraining, Ballett, Yoga oder Joggen) von ihrem Exmann Guy Ritchie anhören musste: »Sie fühlt sich an wie ein Stück Knorpel!« Und obwohl sie vermutlich Summen in ihre Optik investiert, mit denen man ganze afrikanische Staaten sanieren könnte, liest man mittlerweile überall: »Auch an Madonna nagt der Zahn der Zeit.« Das wäre an sich einfach eine Tatsache, schließlich werden wir alle älter. Andererseits zeigt es auch, dass mit dem Einsatz – vor allem bei allen Fragen rund um den Frauenkörper – der Ertrag nicht automatisch steigt.

Deshalb war ich eigentlich sehr zufrieden mit der schönen Zahl »40« auf den Kleideretiketten. Ich hätte sie mir am liebsten außen auf die Kleidung genäht. Albern, aber wahr. Übrigens kenne ich wirklich Frauen, die Ähnliches machen. Ungefragt anderen ihre Kleidungsetiketten zeigen. Den Beweis liefern, dass sie es geschafft haben und in 34 oder 36 passen. 38 geht auch noch. Ab Kleidergröße 40 gilt man eigentlich immer noch als Moppel. Steht eine Zahl hinter der Vier, die keine Null ist, hat man schon ein Etikett, das sich leider nicht mehr einfach wegschneiden lässt. Man sieht auch ohne es schriftlich zu brauchen, dass es sich ganz offenbar um einen Mops handelt. Ich war und bin lange genug selbst Mops, um das beurteilen zu können. Und ich weiß, wie berauschend es sich anfühlt, einmal wenigstens etwa ein Cockerspaniel zu sein. Etwas geschafft zu haben, was man ganz tief drinnen für nahezu ausgeschlossen hielt. Ja, Abnehmen – so man es schafft – ist euphorisierend. Ich habe es genossen. Keine Frage. Das Gefühl, die Bluse oder das T-Shirt *in* der Hose zu tragen, war schön. Endlich mal Gürtel zeigen. Einkaufen war wie eine Robbie-Williams-Tournee – ein einziger Erfolg.

Sich als Moppel einigermaßen gut zu kleiden ist, wie alle Moppel wissen, schwer. Kleidergrößen jenseits der 42 sind rar und schnell vergriffen. Wer in Ladenketten einkaufen will, sollte tunlichst 36, 38 oder höchstens 40 haben. Das sind die gängigen Größen. Mit der Realität hat das wenig zu tun. Selbst eine Marilyn Monroe müsste sich heute bei Zara mit einem Schal zufriedengeben. Oder einer Sonnenbrille, einer Handtasche oder einem Paar Schuhe. Was mich immer wieder wundert, ist, wie wenig einsichtig Bekleidungsunternehmen sind. Da ist ein Markt, da sind Frauen, die bereit wären, Geld auszugeben, und trotz allem verweigern viele Modefirmen hartnäckig Größen jenseits der 42. Fast als wäre es etwas Anrüchiges. Aber was nutzen all die Beschwerden, da ist eine Industrie zum Großteil völlig beratungsresistent.

Zurück zu den erfreulichen Seiten des Abnehmens: Das Lob von allen Seiten tat gut. Für keine andere Leistung in meinem Leben bin ich je so gelobt worden. Ich stand bis zum Hals in Lorbeerkränzen. Das hat mich allerdings stutzig gemacht. Keine Frage, ich war schon stolz, aber es war ja kein Nobelpreis, den ich gewonnen, sondern nur ein paar lästige Kilos, die ich verloren hatte. Dass Verlust so bejubelt wird, gilt nur für Gewicht. Ansonsten ist Verlust per se nichts Schönes. Insofern ist man schon irritiert. Manchmal war das Lob auch leicht getrübt: »O toll, du hast abgenommen«, (kleine Pause) »wurde aber auch Zeit.« Eine Aussage, die vielleicht ehrlich gemeint, aber auch unverschämt war. Niemand würde sagen: »Oh, du hast Englisch gelernt, wurde ja auch mal Zeit.« Zu Gewichtsfragen äußern sich Menschen ungefragt. Gewicht ist eben offensichtlich. Kein

»Manko«, das man verstecken kann, oder eben nur sehr bedingt. Übrigens wissen die meisten Moppel selbst, dass sie Moppel sind, so wie Menschen, die lispeln, das zumeist auch selbst wissen. Würde man jemanden, der lispelt, darauf hinweisen? Wohl kaum. Man tut sich ja schon schwer, einem Kollegen zu sagen, dass das Deo erfunden wurde.

Mit keinem anderen Lob kann man Frauen angeblich so erfreuen wie mit: »Du hast ja abgenommen!« In Umfragen geben Frauen an, dass es ihr liebstes Kompliment ist. Noch vor: »Ich liebe dich!« Ich gestehe hier und jetzt: »Ich liebe dich« ist für mich nach wie vor das Schönste, was mir jemand sagen kann. Ich finde das Abnehmlob dagegen mittlerweile zweifelhaft, denn es beinhaltet ja auch immer den stillen Vorwurf, dass man vorher zu viel drauf hatte. Eben nicht in Ordnung war. Ähnlich wenig Begeisterung kann man bei mir für den Satz ernten: »Du hast doch ein recht schönes Gesicht!« Was um alles in der Welt heißt das übersetzt? »Dein Körper ist Scheiße!«? Schade, da nützt dann auch das Gesicht nicht mehr viel.

Wenn man dünner ist, ist man insgesamt beweglicher. Aber ich war auch vorher in der Lage, im Stehen mit den Händen auf den Boden zu kommen oder eine Treppe hochzugehen, ohne auszusehen, als müsste ich sofort an eine Herz- Lungen-Maschine angeschlossen werden. Ich war ein Moppel, aber nicht schwer krank. Im Gegenteil. Im gelegentlichen direkten Vergleich mit sehr viel Schlankeren habe ich mich häufig sogar als wahre Fitness-Queen erwiesen. Ich jedenfalls musste mich nicht – wie eine ziemlich dünne Freundin – gleich im ersten New Yorker Kaufhaus erstmal eine Viertelstunde hinlegen und habe beim dritten keine Kapitulationserklärung abgegeben. Aber nicht nur beim Shoppen bin ich ausdauernd, ich konnte und kann mühelos eine Stunde joggen. Das muss auch mal gesagt werden. Schließlich unterliege ich wie jeder Moppel dem Generalverdacht, meine einzige körperliche Aktivität sei es, mir selbst ein Grab zu schaufeln. Bis zu einem gewissen BMI hat ein Moppel nicht per se einen schlechteren Gesundheitszustand als ein Nicht-Moppel.

Wenn das Zuviel an Fett zur körperlichen Last und Belastung wird, dann ist Abnehmen ein Muss. Schwindelerregende Blutdruckzahlen, Atemnot und Ähnliches sind kein ästhetisches Problem. Ich habe Menschen kennengelernt, die aufgrund ihres Gewichts einfach viele Dinge nicht mehr tun konnten. Keine noch so kleine Treppe steigen, kein Fahrrad fahren, einer saß auf dem Rasen und kam allein nicht mehr hoch. Wie ein Käfer, der auf den Rücken gefallen ist. Von den Menschen, die ihr Leben liegend verbringen müssen, weil sie nicht mehr stehen können, mal ganz abgesehen. Alles was extrem ist, bedarf ärztlicher Hilfe. Dazu gehören sicher Fett-, aber auch Magersüchtige.

Und nun?

Auf ein Neues. Ich mag zwar wankelmütig und leicht entflammbar sein (weniger in hormoneller als in kulinarischer Hinsicht), aber ich bin kein Mensch, der schnell aufgibt. Was man ein-, zwei- oder mehrmals geschafft hat, kann man auch wieder schaffen. Glaubt man. Und fängt immer wieder von vorne an. So lange, bis man drei-, vier- oder sogar fünfmal ein- und dieselben Kilos so oft ab- und wieder zugenommen hat, dass die schon kleine Briefkästen haben – weil sie ja so etwas wie einen Zweitwohnsitz an Schenkeln, Bauch oder Oberarmen haben. Jedes Mal denkt man, man müsse nur einfach die Maßnahmen ändern, eine neue Abspeckmethode versuchen, um das leidige Thema endlich abhaken zu können. Manchmal träumt man – befeuert von einschlägigen Werbungen und Ratgebern – davon, einfach essen zu können, ohne groß darüber nachzudenken oder vorher so viel abgenommen zu haben, dass man sich wenigstens einmal keine Gedanken über den Kaloriengehalt einer Pizza machen müsste.

Hat man oft genug abgenommen und wurde – wie in jenen Alpträumen, in denen man das Flugzeug verpasst, egal wie sehr man sich beeilt – von seinem Moppel-Ich trotzdem jedes Mal wieder zurück an den Start geschickt, ist man irgendwann so weit, sich zu fragen: Wieso tue ich es nicht? Weshalb höre ich nicht einfach auf mit Abnehmen? Vielleicht, weil es einem von aller Welt als Kapitulation vor dem Moppel-Ich ausgelegt werden könnte? Weil man damit zeigt, dass man nicht stark genug ist? Und vor jedem gefüllten Teller einknickt? Weil man nicht mehr will, was doch alle Frauen wollen sollen: dünn sein? Andererseits: Bei allem anderen im Leben wird es einem als durchaus klug ausgelegt, wenn man lernt. Wenn man nach dem ersten Fehlversuch mit einem Mann etwa, der einem nicht guttut, in Zukunft Kerle meidet, die kaum mehr Bindungsfähigkeit besitzen als Hirsche. Wenn man nach einmal Haarefärben mit »Summer Blonde« feststellt, dass man damit aussieht, als hätte man sich einen Stützstrumpf übergestülpt, und danach die Finger davon lässt. Wenn man eben nicht noch mal vom Felsen kopfüber ins Wasser springt, nachdem man sich schon beim ersten Mal beinahe eine Querschnittslähmung zugezogen hat. Steht man trotzdem wieder auf dem Felsen, würde *natürlich* alle Welt darauf tippen, dass man kaum mehr im Kopf hat als eine Makrele. Außer beim Schlanksein. Da können wir noch so oft erfahren, dass unser Körper leider eine völlig andere Vorstellung vom »Wohlgefühlgewicht« hat als etwa Karl Lagerfeld, und dass jeder Versuch, ihn vom Gegenteil zu überzeugen, mit ein paar mehr Kilo als vor dem Beginn der Diät endet – wir fahren trotzdem immer wieder (im übertragenen Sinn) gegen dieselbe Wand. In meinem Fall ist dort bestimmt schon eine Plakette mit meinem Namen angebracht.

Aus diesen und noch ein paar anderen Gründen habe ich beschlossen, einfach aufzuhören. Nicht mit dem Essen, sondern mit der permanenten Beschäftigung mit dem Thema. Ich bin froh, in einem Land zu leben, in dem Hunger – zumeist jedenfalls – kein Problem ist, und finde es schlimm genug, dass es überhaupt Menschen gibt, die nicht wissen, wie sie ihre Familie satt kriegen können. Wenn man länger überlegt, wird einem klar, wie dekadent das ganze Thema ist. Die meisten von uns haben genug zu essen. Das ist ein großes Glück. Ein unglaublich großes Glück. Die wenigsten von uns haben eine Ahnung, wie schlimm Hunger sein muss. Weltweit hungert jeder sechste Mensch. Nicht weil er in irgendeinen Fummel reinpassen will, sondern schlicht und einfach weil er nichts zu essen hat (so der »Spiegel« vom 19. Juni 2009). Während wir vor gefüllten Kühlschränken sitzen und trotzdem bloß zwei hartgekochte Eier auf dem Teller liegen haben, versuchen die Einwohner Haitis ihre vor Hunger kneifenden Mägen mit getrockneten Lehmfladen zu täuschen, um sich nicht selbst zu verzehren. Das ist doch verrückt. Das sollten wir uns immer mal wieder klarmachen.

Wir müssen nicht hungern, aber Millionen von uns tun es freiwillig. Ich erinnere mich, was mir eine Freundin über ein Abendessen im Kreis von sehr schicken Frauen erzählt hat. Ihre Tischnachbarin pickte im Essen herum. Irgendwann sagte sie: »Ach« (ein Seufzer), »ich gehe jeden Abend hungrig ins Bett!« Ich war, ehrlich gesagt, erschüttert. Warum tut diese Frau das? Nur um ihr Gewicht zu halten? Um nur ja nicht zuzunehmen? Wie traurig ist eine solche Aussage bei genauer Betrachtung. Das Groteske: Sie hatte für diese Bemerkung mit

Sicherheit Bewunderung erwartet. Leider zu Recht. Unter Frauen schätzt man sich ja für solcherlei »Leidensfähigkeit«.

Ich will gesund sein und fit sein – das kann man erstaunlicherweise auch ohne den BMI eines Top-Models. Davon mal abgesehen ist das mit dem viel zitierten Body-Mass-Index ohnehin eine höchst umstrittene Angelegenheit. Der BMI sagt nämlich rein gar nichts darüber aus, wie speckig man ist. Man kann einen absolut niedrigen »lobenswerten« BMI haben und trotzdem fettig sein. Top-Sportler hingegen, durchtrainiert und muskulös, haben oft einen Wert, der bei jeder Hausarztuntersuchung rot angestrichen würde. Der BMI (Körpergewicht dividiert durch Körpergröße in Metern hoch 2), der heutzutage angestrebt wird, liegt unter der magischen Grenze von 25. Dabei gibt es eine Menge Untersuchungen, die besagen, dass ein BMI zwischen 25 und 30 die höchste Lebenserwartung erhoffen lässt.

Wer leichtes Übergewicht auf die Waage bringt, lebt länger und wird seltener krank (siehe »Deutsches Ärzteblatt«, Bd. 106, S. 641, 2009 sowie die »Süddeutsche Zeitung« vom 1. Oktober 2009). Die genannte Untersuchung wertete 42 der Top-Studien aus, in denen der Zusammenhang von Gewicht, Lebensdauer und Krankheiten untersucht wurde. Die Verschiebung des idealen BMIs auf unter 25 ist demnach einfach etwas, was man beim Essen eine leere Kalorie nennen würde: ohne jeglichen Nährwert. Mittlerweile liest man gelegentlich sogar, dass einem kaum etwas das Leben (und nicht nur seine Qualität) mehr verkürzt als ständige Crash-Diäten. Wohingegen man sogar mit einem BMI über 30 – vorausgesetzt, man beschäftigt sich nicht hauptsächlich damit, mit seinem Sofa eine organische Verbindung einzugehen – pumperlngesund sein kann.

Gesundheitsexperten haben mir also die Lizenz dazu

29

gegeben, bei einer Größe von 1,74 Meter satte 82 Kilo zu wiegen. Das ist eine ganze Menge. Auf jeden Fall eine ganze Menge mehr, als ich gedacht habe. Eine ungemein beruhigende freundliche Zahl, sehr viel höher, als ich für möglich gehalten habe, und sehr viel einfacher zu erreichen. Das Schöne: Je älter man wird, umso großzügiger darf man das mit dem BMI sehen: Im Alter von 70 Jahren geht ein BMI zwischen 27 und 35 mit der geringsten Sterblichkeit einher. Das wirft ein ganz neues Licht aufs Älterwerden. Da können wir es uns in der Seniorenwohnanlage mal endlich richtig schmecken lassen!

Fit sein und fett sein geht auch übrigens zusammen. Fitte Dicke haben bessere Lebenserwartungen als dünne Unfitte. Wer es eben nicht schafft, wirklich schlank zu werden, sollte sehen, dass er zumindest fit wird. Das ist machbar und geht leichter, als man denkt (selbst für Menschen wie mich, die weiß Gott lieber gemütlich auf dem Sofa liegen als um den Block zu rennen). Wenn man wie ich merkt, dass Diäten mürbe machen, dauerhaft eher dicker als dünner, dann sollte man vielleicht einfach aufhören zu diäten. Das bedeutet nicht, dass man einfach alles in sich reinstopft, was Kühlschrank und Supermarkt hergeben. Man kann gesund essen, ohne abzunehmen. Ich weiß, wovon ich schreibe. Ich bin kein Junk-Food-Junkie und nehme trotzdem schnell zu. Auch gesunde Dinge setzen an. Siehe Dirk Bach – ein erklärter Vegetarier.

Zurück zu meiner Zunahme. Nicht dass ich stolz darauf wäre, weit gefehlt, aber abstreiten kann und will ich sie auch nicht. Auch wenn man in den ersten Wochen gerne die Augen zumacht. Gewicht überfällt einen genauso wenig über Nacht (was für eine Vorstellung: Eine Fettattacke – Kilos überwuchern einen wie eine monströse Schlingpflanze, und man wacht auf in einem riesigen Berg von Speck!), wie man über Nacht im Schlaf schlank wird. Kilos sind heimtückisch und hinterfotzig. Sie schleichen sich an. Nach und nach, um nur ja nicht sofort ins Auge zu fallen. Bemerkt man ihr Dasein, haben sie sich wie miese Bakterien häufig schon so erfolgreich vermehrt, dass sie praktisch einen eigenen Bürgermeister brauchen. Sollte jemand wie ich das nicht aber längst wissen und deshalb quasi auf der Waage leben? Sich ständig kontrollieren, um die Speckattacken im Keim zu ersticken? Das wäre sicherlich klug. Aber irgendwie auch leicht hysterisch oder sogar neurotisch. Ich will mein Leben nicht auf der Waage verbringen. Sie ist per se nicht meine beste Freundin. In extremen Zeiten habe ich mich bestimmt drei bis fünf Mal am Tag gewogen. Das ist Wahnsinn. Und macht einen kirre. Vor dem Klo, nach dem Klo, vor dem Sport, nach dem Sport, vor dem Essen, nach dem Essen … Ich neige nun mal zum Extrem. Dauernd wiegen – nie wiegen. Täglich laufen – nie laufen.

Natürlich merkt man auch ohne eine Waage zu besteigen, dass sich gewichtsmäßig etwas tut. Spätestens wenn die ersten Klamotten ein wenig straff sitzen. Bei mir war das Essen nach der Diät auch eine Form der Belohnung. (Ja, ja, ich weiß, man soll sich anders belohnen, mit einem netten T-Shirt oder ein paar Kinokarten – aber das eine schließt das andere ja nicht aus!) Nach einer beinharten Diät hat man oft das Gefühl, jetzt ist es Zeit, mal wieder zu essen. Schließlich hat man lange genug auf alles verzichtet.

Ein Moppel wie ich weiß tief drinnen, dass »Schlank-sein« bei Leuten wie mir mit einem ganz bestimmten Preis verbunden ist. Wer dauerhaft schlank sein will, muss sich dauerhaft disziplinieren. Ich habe generell kein Disziplinproblem. Ich kann sehr diszipliniert arbeiten, halte Termine ein und erfülle zuverlässig alle Aufträge. Von den Muffins für die Schulfeier bis zum Sitten fremder Kinder. Aber unterschwellig ist der Gedanke, etwas lebenslang tun zu müssen, was einem doch verdammt schwerfällt, kein schöner Gedanke. So weit habe ich damals aber überhaupt nicht gedacht. Ich habe mir schlicht keinen Kopf um das Thema gemacht, obwohl ich durch Lesereisen und Talkshows ständig mit dem Moppel-Thema zu tun hatte.

Aber wie schon erwähnt: Die Pfunde kommen langsam und lassen einem gnädigerweise die Zeit, sich daran zu gewöhnen. Auch mir ist klar, dass man besser bei drei bis vier Kilo die Notbremse ziehen und nicht warten sollte, bis sich wieder eine ganze Kilo-Armada versammelt hat, die ihr Terrain dann auch hartnäckig verteidigt. In der Theorie jedenfalls. In der Praxis sah das anders aus. Ich habe mich gut gefühlt, wohl gefühlt, bin weiterhin schön gerannt, aber nicht mehr so exzessiv, und habe mit großem Spaß gegessen. Den Spaß hat man mir irgendwann auch wieder angesehen. Aber, für viele vielleicht erstaunlich, es hat mich gar nicht besonders interessiert. Ich war immer noch schlanker als vor der Diät, und insgeheim habe ich wohl auch gewusst, dass die schöne Sechs auf der Waage eine untreue, kurzzeitige Gefährtin sein würde. Ein Gewicht Mitte 70 ist ja auch noch okay, habe ich mir gesagt. Körpergröße in cm minus 100 (Broca-Formel) galt ja lange Zeit als Normalgewicht. Und ich bin nicht nur bei Doris-Day-Filmen eine große Nostalgikerin.

Schockstarre im Zug oder:
Bild dir nichts ein

Mein persönliches Waterloo war eigentlich ein schöner Tag. Ich war mit meiner Familie auf dem Weg in den Urlaub. Richtung Kanada. Ein Land, das ich liebe. Wir sind am Düsseldorfer Flughafen gestartet und deshalb in aller Herrgottsfrühe in Frankfurt in den Zug nach Düsseldorf gestiegen. Unterwegs hatte ich Lust auf Kaffee und bin losgezogen Richtung Speisewagen. Dort bin ich in eine komplette Schockstarre verfallen. Neben Kaffee und Co. bietet die Deutsche Bahn nämlich auch noch Tageszeitungen, darunter natürlich auch die »Bild«. Und da lag ein dicker Stapel. In der Hälfte gefaltet. Und vorne drauf, auf der Titelseite (über dem Knick, unten ist der Teil, auf dem sich die jeweilige Nackte räkelt), war ich zu sehen. Okay, nicht als Hauptschlagzeile, das war die Baby-Killerin, aber direkt neben dran. Immerhin keine Killerin, aber auch ich hatte eine hübsche Schlagzeile:

»Beste Diät – Autorin immer dicker«

Das Foto auf dem Titel ging noch. Als ich die Zeitung (ich habe alle gekauft, die verfügbar waren, leicht verschämt natürlich, weil mir klar war, dass das auf die Bedienung im Speisewagen sicherlich etwas verhaltensauffällig gewirkt hat) aufgeschlagen habe, wusste ich das Titelseitenfoto wirklich zu schätzen. Seite vier der »Bild«-Zeitung am 3. August 2005 war fast zur Hälfte mir gewidmet. Zwei Fotos garnierten den Artikel mit dem Titel:

Schwerer Moppel-Rückfall

Ein Bild sollte wohl den Vorher-Nachher-Effekt belegen. Ein Porträt (auf dem aber irgendwas mit meinen Haaren in der Bearbeitung passiert war, es waren nicht besonders viele und viel kürzer als auf dem anderen Bild mit Klamotten). Riesengroß. Unter uns gesagt: Es gibt durchaus schönere Bilder von mir. Es war eine Nahaufnahme, und mein Mund war gar nicht zu sehen, denn davor hielt eine Gabel (ja, in meiner Hand) ein großes Stück schöne fettige Bratwurst. Passend dazu hat mein Gesicht leicht geglänzt. Im ersten Moment wollte ich mich einfach nur umdrehen und schnellstmöglich vom Erdboden oder wenigstens aus diesem Zug verschwinden. Das Foto war ein Schnappschuss aus einer Sat1-Sendung »Jetzt geht's um die Wurst«, einer Grill-Show, in der man unterschiedliche Grillergebnisse bewerten muss. Ja, ich weiß, niemand wird gezwungen, in eine solche Sendung zu gehen. Wer hingeht, muss auch mit den Fotos leben. Klar, ich hätte nur nicht gedacht, dass ich damit in Übergröße mal in der »Bild« lande. Nicht dass wir uns missverstehen: Ich mache der »Bild« keine

Vorwürfe. So ist die Zeitung eben. Ich war nur überrascht, dass man es mit zwölf Kilo Gewichtszunahme in einem Jahr auf Seite eins neben die neunfache Babymörderin schafft. Immerhin ein knappes Verhältnis mit 4 : 3. Ist Zunehmen also ein kleines Verbrechen? Der Artikel war weniger schlimm als die Fotos. Mampf-Rückfall, Moppel-Rückfall – alles wahr. Aber das Foto ... wirklich grässlich. Und dazu gigantische Zahlen neben den Bildern: »67« und »79« (beide fett gedruckt).

Ich bin zurück ins Abteil geschlichen, habe meinem Mann und den Kindern die Zeitung gezeigt und ein bisschen gejammert. Obwohl mir durchaus klar war, dass, wenn man mit dem Moppel-Ich an die Öffentlichkeit geht, das Moppel-Ich auch öffentlich unbarmherzig zurückschlägt. Meine Mutter, die ich sofort angerufen habe, hat mich beruhigt. »Wer liest denn schon die ›Bild‹«, hat sie freundlich gesagt, »und vor allem, mach dir nichts draus, morgen ist was anderes Thema. Da wird in der Zeitung von heute der alte Fisch eingewickelt.« Meiner Tochter war es peinlich. Mir ehrlich gesagt auch, und tief in einem drinnen ruft zusätzlich eine kleine Stimme: Bist du selbst dran schuld, hättest du mal nicht so viel gegessen, dann hätten die auch nicht so was schreiben können.

Bei der Ankunft am Düsseldorfer Flughafen hätte ich mich am liebsten ins Flugzeug, oder noch besser direkt nach Kanada gebeamt. Ich wollte einfach niemanden sehen, der eventuell schon die Bild gelesen hatte. Die Reise war jetzt ein noch größeres Glück als vorher. In wenigen Stunden würde ich in einem Land sein, das sich für meine Kilos kein Stück interessiert. Und niemand wird mich kennen! Hurra! Bitte nicht missverstehen, ich gehöre nicht zu den Leuten, die sich darüber beschweren, erkannt zu werden. Wer seinen Kopf ins Fernsehen hält, muss mit Öffentlichkeit leben. Handeln hat Konsequenzen. Und es gibt nur entweder – oder. Keinen Schalter, damit man an manchen Tagen unerkannt durchs Leben geht. Dabei bin ich ja nicht mal ein echter Promi wie Günther Jauch. Aber niemand hat mich angespuckt, es gab keinerlei Kommentare, und als ich im Flugzeug saß, nahm mein latenter Verfolgungswahn langsam ab.

In Kanada hatte ich mich dann auch ziemlich beruhigt. Was war schon groß passiert? Die »Bild« hatte anscheinend nichts Aufregenderes zu berichten. Ich hatte zugenommen, jemand hatte es bemerkt – kein Grund für eine Depression. In der ersten Nacht im wunderschönen Kanada klingelte mein Handy. Und was macht man, wenn es nachts klingelt, man aufwacht und noch leicht schlaftrunken ist? Man geht ran. Könnte ja irgendwas zu Hause passiert sein. War es aber nicht. Es war ein Magazin der Yellow Press. Ein Interviewwunsch. »Wie konnte *das* (!!!!) nur passieren?«, fragte mich eine Redakteurin mit sehr strenger Stimme. Ich hatte keine Lust, mit einer reichlich unfreundlichen Frau (die natürlich nicht wissen konnte, dass sie mich aus dem Bett geholt hatte) mitten in der Nacht zu reden. Also habe ich gesagt: »Ich habe keine Lust auf das Gespräch. Außerdem bin ich in Kanada und es ist Nacht. Da will ich schlafen.« Als Nächstes habe ich meinen Anrufbeantworter neu besprochen: »Bin im Urlaub. Esse in aller Ruhe Hamburger, Pommes und Co.« Sicherlich kindisch und vielleicht auch trotzig, aber wohltuend für mich selbst. Die restlichen drei Wochen bin ich nicht mehr ans Telefon gegangen. Ich habe nicht mal meinen Anrufbeantworter abgehört. Etwas, das man viel häufiger tun sollte.

Der »Bild«-Schock hat sich kurzzeitig auf mein Essverhalten ausgewirkt. Immer wenn ich mir das Foto wieder vor Augen geführt habe, hatte ich eine Art Appetitbremse. Länger als die Flugzeit hat die Schockstarre aber nicht gehalten. Letztlich verhält es sich ähnlich wie mit peinlichen Speck-Fotos an der Kühlschranktür. Beim ersten Hinschauen ist man beeindruckt, über einen längeren Zeitraum leider nicht. Oder vielleicht auch glücklicherweise nicht. Man gewöhnt sich einfach daran. Bei mir hatte der Artikel jedenfalls keine Langzeitwirkung: Im Gegenteil: Es ging stetig ein wenig aufwärts.

Erschienen ist mein Buch 2004. Weihnachten 2005, also eineinhalb Jahre später, hatte ich einiges wieder drauf. Etwa 15 Kilo, um genau zu sein. Das muss man erst mal schaffen. In 18 Monaten 15 Kilo. Es klingt immens, wenn man es aber auf die Monate umrechnet, finde ich es gar nicht mehr so erstaunlich. Es sind umgerechnet genau 833 Gramm im Monat. Ein klügerer Mensch als ich hätte natürlich spätestens jetzt gesagt: »Schluss, Frau Fröhlich.« Dazu war ich irgendwie nicht in der Lage. Vielleicht weil es mir gar nicht so wahnsinnig wichtig war. Es ging mir ja gut. Gut, die neuen Klamotten, die Euphoriekäufe nach Moppel-Ich, waren ziemlich eng, aber Jacken kann man ja auch offen tragen und was das Verhängen angeht, war ich schon immer talentiert.

Je mehr Leute mich auf den offensichtlichen Gewichts»gewinn« angesprochen haben, desto mehr dachte ich: Lasst mir doch die Ruhe. Viele haben sich gefragt, und das auch ausgiebig in Internetforen diskutiert, wie jemand, der »in der Öffentlichkeit« steht, sich so »gehen lassen« kann. Vielleicht weil auch jemand, der »in der Öffentlichkeit« steht, privat ist? Und das, was immer so glamourös klingt – »die Öffentlichkeit« – nach einer gewissen Zeit kein bisschen glamourös mehr ist? Es ist Alltag, mal in eine Fernsehsendung zu gehen. Es ist Alltag, eine Lesung zu halten. Man gewöhnt sich an eine gewisse Öffentlichkeit. Ich hatte ja auch niemals ein Versprechen abgegeben, ich habe niemals auf die Bibel geschworen, nie mehr zu zunehmen (auch weil die Bi-

37

bel für solche Lappalien wirklich nicht gedacht ist). Ich habe niemals – auch nicht in meinem Buch – behauptet, diese, meine neue Figur sei für immer, »bis dass der Tod euch scheide«. Ich habe im Gegenteil klargemacht, dass man auf eine dauerhafte Ehe zwischen mir und der Konfektionsgröße 40 besser nicht sein gesamtes Vermögen setzen sollte. Weil ich ja wusste, dass es sich mit ihr – wie übrigens mit den meisten Verbindungen zwischen Frauen und ihrer »Idealfigur« – wie mit den Beziehungen von George Clooney verhält: Man weiß nie, wie lange sie halten.

Insofern fühlte ich mich der »Öffentlichkeit« (wer auch immer das genau sein mag) nicht besonders verpflichtet. Möglicherweise gehöre ich auch zu den Menschen, denen nicht alles gleich ganz furchtbar peinlich ist. Wieso auch? Ich habe keine Steuern hinterzogen, keine Kinder geschlagen oder belästigt und noch nicht mal öffentlich Drogen genommen. Mein Verbrechen an der Öffentlichkeit war schlicht und einfach eine Gewichtszunahme. Warum die Enttäuschung darüber so groß war, ist mir bis heute nicht klar. Eine Menge Steuerflüchtlinge und verurteilte Steuerbetrüger bewegen sich, ohne auch nur darauf angesprochen zu werden, hemmungslos in der »Öffentlichkeit« und werden von dieser auch noch ständig gefeiert. Ebenso Menschen, die seit Jahren aus Steuergründen in Nachbarländern wohnen, hier aber als Nationalhelden gelten.

Habe ich Menschen persönlich enttäuscht? Ihnen mit meinem »Scheitern« auch jegliche eigene Hoffnung genommen? Möglicherweise. Obwohl mich das doch verwundert. Gerade Menschen, die ein eigenes »Moppel-Ich« haben, müssten doch wissen, dass so was durchaus vorkommt. Hat das dann nicht auch etwas Tröstliches? Zu wissen, man hadert nicht mit allem? Nur weil man eine Person des öffentlichen Lebens ist, ist man leider

38

nicht vor persönlichen Schwächen gefeit (wie man oft genug lesen kann!). Sofern man es überhaupt eine »Schwäche« nennen kann, was ja nicht nur mir passiert ist, sondern täglich zig Frauen erleben.

Ich glaube übrigens nicht, dass man nur »öffentlich gewogen wird«, wenn man ein Buch rund ums Thema Gewicht geschrieben hat und also irgendwie selbst »schuld« sein soll. Öffentliches Wiegen ist heutzutage normal. Wer sich die Berichte über die Frau des letzten James Bond anschaut, weiß, was ich meine. Keely Shaye Smith hat sich doch tatsächlich erlaubt, während ihrer Ehe mit Pierce Brosnan etwa 20 Kilo zuzunehmen. Was diese Frau sich deshalb anhören muss, ist unglaublich.

Hunderte von Menschen äußern sich im Internet ungefragt zum Gewicht von Keely Shaye Smith. Zum Glück auch durchaus positiv. Aber was hat sie eigentlich getan, um zur Diskussionsgrundlage zu werden? Nichts, außer an Gewicht zuzulegen. Keely hat sich tatsächlich erdreistet, sich außerdem im Bikini bei Tageslicht am Strand zu zeigen. Und das auch noch offensichtlich gutgelaunt. Auch die »Bild« hat das damals ausgesprochen charmant kommentiert und sie als Lieblingswal bezeichnet. Eine andere Schlagzeile lautete: »Hat die Frau von James Bond die Lizenz zum Essen?« Oder: »Mamma Mia! Diese Liebe ist richtig dicke!«

Die Artikel sind immer geprägt von der wahren großen Überraschung, dass ein Mann wie Pierce Brosnan tatsächlich eine Frau wie Keely liebt. Und auch noch sagt: Sie ist atemberaubend schön. Pierce Brosnan, 2001 sogar zum sexiest man alive gewählt, liebt eine Frau, die von Size Zero sehr weit weg ist. Das sorgt für Erstaunen, wird aber durchaus auch in den diversen Artikeln gelobt. So als hätte er eine enorme Leistung vollbracht. Als wäre das sozusagen seine private Charity-Gala für Menschen mit einem Handicap. Oder als würde er ein grässliches Opfer bringen, für das ihm seine Frau aber so was von dankbar sein müsste. Kommt denn niemand auf die Idee, dass er diese Frau vielleicht liebt? Nicht etwa trotz, sondern ganz abgesehen von ihrer Figur? Möglicherweise gehört er zu den Menschen, denen das Format relativ schnuppe ist. Und vielleicht (für viele schwer vorstellbar) findet er sie tatsächlich einfach attraktiv.

Auch erstaunlich für viele Menschen: Keely scheint eine glückliche Person zu sein. Wie geht das bloß zusammen? Geliebt werden, glücklich sein und dabei ein Moppel?

Trotzdem hat mich das alles letztlich beruhigt. Beispiele wie Keely Shaye Smith zeigen, dass man Anfeindungen nicht persönlich nehmen muss. Es geht in Wirklichkeit nicht um Keely oder mich oder wen auch immer. Es geht um mehr. Wie kann es eine Frau wagen, einfach aus der Gewichtsnorm auszuscheren? Noch dazu eine Frau, die, jedenfalls rein finanziell gesehen, ihre Möglichkeiten hätte. Vielleicht hängt ja so viel an dem Gerücht, dass es tatsächlich möglich sein soll, für immer zu darben und dabei noch voll glücklich zu wirken, dass man es den Frauen in der sogenannten Öffentlichkeit einfach doppelt übelnehmen muss, wenn sie es als das, was es ist – nämlich vor allem ein Gerücht – offenbaren. Frauen, die den Nachweis erbringen, dass Diäten funktionieren und ein Leben mit einer täglichen Kalorienzufuhr von teilweise weit unter 1300 toll ist, sind ja sozusagen die Zugpferde einer Industrie, die jährlich Milliarden umsetzt. Und sie sind die Bestätigung für alle da draußen, dass es Sinn macht, um jedes Pfund weniger zu kämpfen. Dass diäten erstrebenswert ist und man andere Lebensziele dafür besser erst einmal in die Warteschleife schickt. Wenn solche Vorbilder straucheln, wie soll dann ich es schaffen? Oder auch: Wenn ich es schaffe, kann die es doch allemal! Außerdem scheint es für viele extrem ärgerlich zu sein, dass sie sich selbst permanent quälen, während andere munter drauflos futtern. Nach dem Motto: Ich verbringe Stunden im Fitnessstudio, und der Moppel verbringt aufregende Stunden mit einem Mann wie Pierce Brosnan (im Falle von Keely Shaye Smith). Wo bleibt denn da die Gerechtigkeit? Tja, Schlanksein allein ist eben noch keine Garantie für einen tollen Mann. Halb Hollywood weiß das eigentlich – schließlich wird auch eine Jennifer Aniston verlassen und auch Renée Zellweger und Co. sind nicht glücklich liiert, nur weil sie dünn sind.

All das kann für Frauen, die sich figürlich extrem disziplinieren, ziemlich ärgerlich sein. Es stellt ihre eigene Prioritätenliste in Frage. Eine, in die sie aber schon so viel investiert haben, dass sie sie keinesfalls verbrennen können. In der Psychologie nennt man das »Prospect Theory«. Demnach halten wir es mit emotionalen Altlasten gern wie mit Aktien, die fallen und die wir behalten. In der Hoffnung, sie würden irgendwann wieder den Wert erreichen, zu dem wir sie gekauft haben. Etwas Neues anzufangen könnte ja bedeuten, sich eine Fehlinvestition einzugestehen. Festzustellen, dass ein Leben von Kleidergröße 38 an aufwärts nicht nur möglich, sondern sogar nicht so übel ist. Also werden weiterhin Lebenszeit, Energie und Gefühle investiert. Und alle, die das Konzept in Frage stellen – und das tut im Prinzip jede Frau, die für sich erklärt, »Ich lasse mir doch von Zara nicht vorschreiben, was ich esse« –, werden als Angriff auf das eigene Streben bewertet und entsprechend verdammt. Vielleicht wird ja auch nach der Devise verfahren, »Lieber ein bekanntes Unglück als ein unbekanntes Glück«? Möglicherweise erscheint es einem nach Jahren der Diät-Schinderei wie ein Schlag ins Gesicht, wenn andere offenbar gar nicht so unglücklich sind, wie sie es sein müssten?

Jedenfalls erfährt man gerade von anderen Frauen sehr gern auch ungefragt, was davon zu halten ist, wenn man die Diätfront verlässt. Wenn diese Frauen sich über die Moppel-Fraktion beschweren, steht auf der Anklageschrift ganz oben oft der Faktor Gesundheit. So als würden sich all die zwanghaft Dünnen sehr doll sorgen. Das wäre natürlich wirklich liebenswürdig, ist aber nur bedingt glaubhaft. Auch was die Argumentation angeht. Moppel müssen nicht zwangsläufig weniger gesund sein als schlanke Menschen. »Ich muss für die Dicken mitbezahlen!«, hört man ab und an. Das nennt man Solidargemeinschaft. Ich zahle auch für Raucher, für Trinker, für Süchtige jeder Art mit. Wenn angeblich ein Großteil der Menschen übergewichtig ist, zahlen die dann ja auch den Großteil ein.

Auch Autoren sind nur Menschen, und ich habe ja nichts gepredigt, was ich dann nicht halten konnte. Ich habe abgenommen, über meinen Kampf berichtet und geschrieben, wie lange das Theater bei mir schon geht. Eine Garantie habe ich nirgends gegeben. Zum Glück, kann ich heute nur sagen. Die Gehässigkeit, mit der auf meine Gewichtszunahme reagiert wurde, erstaunt mich noch immer. Ich glaube, da draußen sind eine Menge Leute, die sich gedacht haben: »Das ist doch mal ein guter Anlass, um der ein paar zu verpassen. Dick und laut, das ist einfach zu viel.« Wer sich körperlich nicht im Griff hat, soll gefälligst still sein. Oder unsichtbar. Keely Shaye Smith dürfte vielleicht speckig sein. Aber das mit dem Bikini am Strand? Oder auf dem Roten Teppich an der Seite von Pierce? Nein. Da hört es nun wirklich auf.

Das mit dem »mal still sein« wünsche ich mir ehrlich gesagt auch manches Mal. Zum Beispiel von Karl Lagerfeld. Der müsste ja nun wissen, wie es ist, ein Moppel zu sein. Er war es ja lange genug. Seit er streichholzartige Maße hat, ist er ein ziemlich überheblicher Zeitgenosse

geworden. Selbstverständlich bewundere ich seine Ab-
nehmleistung. Ich weiß ja, wie schwer es ist. Sich selbst
so umzuprogrammieren, ist ein hartes Stück Arbeit.
Aber als die Zeitschrift »Brigitte« mitteilte, in Zukunft
»normale« Frauen statt Magermodelle zu beschäftigten,
schüttelte der Modezar empört seinen gepuderten Zopf
und war sichtlich »not amused«. »Da sitzen dicke Muttis
mit Chips-Tüten vor dem Fernseher und sagen, dünne
Models sind hässlich«, empörte sich der Handschuh-
träger. An sich ist dieser Satz so jenseitig und auch so
unverschämt, dass man darüber nur mal müde lächeln
müsste und sich fragen könnte: Was will dieses lustige
Männchen? Was weiß der über *mein* Leben? Und wieso
glaubt er, dass es mich glücklich machen würde, so auszusehen wie er?

Leider gibt es eine Menge Leute, die Lagerfeld und
Co. ernst nehmen. Einen Mann, der Edelpralinen in
den Mund nimmt, um sie dann auszuspucken. Dass ein
Karl Lagerfeld knabenartige Körper bevorzugt, ist keine
Riesenüberraschung, schließlich mag er die privat auch
am liebsten. Die Überraschung ist, dass es tatsächlich
Frauen gibt, die auf ihn hören. Warum ignorieren wir
solche Männer nicht einfach? Was hat dieser Mann mit
unserer Welt zu tun? Nebenbei bemerkt ist einer wie
Lagerfeld, rein was die Optik angeht, auch nicht jeder-
fraus Sache, um es mal freundlich auszudrücken. Sehr
freundlich.

Nicht viel besser steht es um den Modemacher Ralph
Lauren. Der feuerte unlängst ein Model, weil es zu fett
sei. Die Gute wiegt 54 Kilo bei 1,74 Meter. Zu fett? Was
sagt das über uns durchschnittliche Frauen aus? Wie fett
sind wir dann? Megafett? Sind wir nicht die Kundinnen
der Herren? Sind das keine Dienstleister im weitesten
Sinne? Schon ohne Männer wie Lagerfeld und Lauren
denkt ein Großteil der Frauen, sie seien zu dick oder

wenigstens nicht dünn genug. Auch und besonders die schlanken Frauen.

Deshalb wird öffentlich gewogen, was das Zeug hält. Die Zeitschrift »Bunte« bestreitet eine Rubrik damit. »Auf der Bunte-Waage« nennt sich das Ganze. Da werden Vorher-Nachher-Fotos abgedruckt und munter darüber spekuliert, wer wie viel und warum zu- oder abgenommen hat. Was soll das? Etwa ein Ansporn sein oder zeigen, dass auch Promis Probleme wie andere Menschen haben?

Eben noch war Britney Spears ungepflegt und dick, dann wieder ist sie zu dürr. Ja, wie sollen wir denn sein? Der Grad zwischen zu dick und zu dürr ist medial betrachtet hauchdünn. Da wettern dieselben Blättchen, die sich vorher über Mopsigkeit erregt haben, über Stars, die nur noch Haut und Knochen sind. Das ist letztlich nur noch zynisch.

Können wir nicht zufrieden sein? Warum tun wir uns das an? Warum sind nicht mal die zufrieden, die offensichtlich allen Grund dazu haben? Weil uns ständig vermittelt wird, dass so, wie wir sind, leider nicht ausreicht. Es gibt aber auch einige Frauen, die ähnlich denken wie Lagerfeld. Eine der Chefredakteurinnen der »Instyle«, Annette Weber, will auch keine normalgewichtigen Models sehen: »Ich möchte Mode nicht an Dicken sehen. Ich will auch träumen dürfen, Realität habe ich zu Hause genug.«

Merkwürdig, denn die »Brigitte« hatte ja nicht etwa gesagt, dass sie Mode an Dicken präsentieren wolle. Das Zauberwort war »normal«. Es ging um Kleidergröße 38. Aber normal, Größe 38, ist für Frauen wie Annette Weber anscheinend »dick«.

Nur so kann man sich auch ihre skurrilen Modetipps erklären. In einem Video im Internet (http://www.daily motion.com/video/x64qq0_instyle-chefredaktuerinanette-weve_lifestyle) wird Frau Weber zu aktuellen Sommertipps befragt, und da sagt die Chefredakteurin doch glatt: »Niedlich sind Ringel-Shirts … Ringel-Shirts solle man am besten in der Kinderabteilung kaufen, da sind sie nicht ganz so teuer!« Geht Frau Weber davon aus, dass normale Frauen in Kindergrößen passen? Ist das erstrebenswert? Kinderklamotten heißen Kinderklamotten, weil sie (Überraschung!) für Kinder gedacht sind. Nicht für Erwachsene! Sollte man sich nicht irgendwann damit abfinden, kein Kind mehr zu sein? Ich lese doch auch keine Prinzessin-Lillifee-Bücher! Aber vielleicht steckt ja in der Aufforderung, sich seine Shirts in der Kinderabteilung zu beschaffen, auch die Vorstellung, dass man sich als Frau dort besser gleich seinen Horizont kauft. Günstig, versteht sich, weil er ja auch sehr viel kleiner ist als der in der Erwachsenenabteilung. Niedlich aber ist nicht das Adjektiv, das ich mit Erwachsen in Verbindung bringe.

Frau Weber selbst ist eine sehr große und sehr, sehr schlanke Frau. Das sei ihr gegönnt. Auch ihre persönliche Meinung zum Thema dick. Aber trotz allem wäre es schön, wenn eine Frau in dieser Position sich klarmacht, dass ihre Äußerungen eventuell auch Konsequenzen haben. Viele der »Instyle«-Leserinnen sind junge Mädchen. Teenager. Die nehmen die seltsamen Botschaften von Frau Weber auf und sind, gelinde gesagt, verunsichert. Wenn sie öffentlich (in einem »Panorama«-Beitrag vom 15. Oktober 2009) erklärt, warum ihre Redaktionsassistentinnen alle auffallend schlank sind, argumentiert sie, dass der Look der Designer eben dann am besten aussieht. Komischerweise ist das Video der »Instyle«-Redaktion zum zehnjährigen Jubiläum mittlerweile aus dem Netz verschwunden.

Aber Frau Weber tut noch mehr für die Emanzipation der Frauen: Zum Thema Teilzeitarbeit für Mütter befragt, findet sie das Teilzeitgesetz per se gut, aber sie seien »eine Redaktion und kein betreutes Wohnen«. Sind Mütter Behinderte, fragt man sich da. Weber geht noch weiter: Man könne keine Mitarbeiter mitschleppen. Sie erwarte nicht 100, sondern 150 Prozent von ihren Mitarbeitern. Das sagt viel über ihre Einstellung zu Frauen aus. Die tragen ihrer Auffassung nach idealerweise Ringel-Shirts in Größe 140 und trollen sich hinter den Herd, wenn sie Mütter sind. Auf der anderen Seite des Weber-Kosmos arbeiten fleißige Bienen, die bei ihrem Einstellungsgespräch vermutlich als Erstes auf die Waage gestellt wurden, nachdem man in ihrer Kleidung das Größenetikett kontrolliert hat und bevor sie unterschreiben mussten, dass sie ganz bestimmt niemals zunehmen werden. Wegen der Designer-Klamotten. Vielleicht hat Frau Weber ein bisschen oft »Der Teufel trägt Prada« gesehen?

Aber auch wenn Sie und ich vielleicht über Frau Weber lachen können, Teenies nehmen Hefte wie das von ihr gemachte ernst. Deshalb lache ich nicht über Frau Weber, sondern ärgere mich. Und wundere mich. Schließlich ist nicht nur sie Chefredakteurin der »Instyle«, sondern teilt sich diesen Posten mit Frau Riekel – ebenfalls Chefredakteurin der »Bunten«. Frau Riekel ist eine Frau, die mal mehr und mal weniger wiegt und das Theater um die Kilos mit Sicherheit selbst zur Genüge kennt. Eine Frau, die garantiert nicht permanent Größe 38 trägt, also eher eine Größe, die für ihre Kollegin Weber nicht normal ist. Darf also eine Frau wie Patricia Riekel Mode tragen? Heißt es für Frau Weber, »tapfer« zu sein, wenn sie sich mit der Kollegin trifft? Oder sollte Frau Riekel Frau Weber mal zur Seite nehmen? Und ihr eine warme Mahlzeit ausgeben? Immerhin: Frau Riekel findet die Idee der »Brigitte« mutig und tapfer. Mutig vielleicht, aber tapfer? Ist man jetzt schon tapfer, wenn

46

man eine Frau in Kleidergröße 38 als Model engagiert. Anscheinend.

Was ist die Konsequenz? Eigentlich muss man aufhören, Hefte wie »Instyle« zu lesen. Jedenfalls solange sie von Frauen wie Frau Weber gemacht werden. Und man sollte mal bei Peek & Cloppenburg (Kooperationspartner der »Instyle«) nachfragen, wie die die Aussagen einer Frau Weber beurteilen. Schließlich besteht die Käuferschicht bei P & C wohl kaum ausschließlich aus Frauen, die in Kleidergröße 32/34 passen. Sollte sich ein Konzern nicht mal Gedanken machen, mit wem sie kooperieren?

Gut, genug über andere geärgert, zurück zum hausgemachtem Ärger. Meinem Bumerangspeck. Er war da und wollte nicht wieder gehen. Ich muss aber ehrlich zugeben, sonderlich angestrengt habe ich mich auch nicht. Immer mal wieder habe ich gedacht: »Morgen fange ich an.« Ein Satz, den jeder Moppel kennt. Man will ja, aber bitte nicht sofort. Und wenn man morgen anfängt, darf man heute noch was Schönes essen. Sehr tröstlich. Und so verging Tag für Tag und Woche für Woche und Monat für Monat. Es ging mir einfach gut, und ich sah keine wirkliche Notwendigkeit, irgendetwas an meinem Speiseplan zu ändern.

Wetten, dass ..? –
Von der öffentlich-rechtlichen
Show zur Schau-Wiege

Dann kam der März 2006. Das ZDF meldete sich. »Wetten, dass ..?« in Frankfurt, ob ich Lust hätte, die Stadtwette vom Römer aus zu präsentieren. Wow – was für eine Frage. Klar hatte ich Lust. Ich bin bekennende Frankfurterin, liebe meine Stadt, und gerade eine Live-Reportage vor einem Millionenpublikum ist eine wirkliche Herausforderung für jeden, der Fernsehen macht. Und »Wetten, dass ..?« war für mich bis dahin immer die Krönung der Shows. Und genauso war es auch. Toll. Aufregend. Dass ich jemals auf dem wunderschönen Balkon des Frankfurter Römers stehen darf (so wie die Fußballmannschaften nach großen Siegen) hätte ich nie für möglich gehalten. Es war Wahnsinn. Es hat riesigen Spaß gemacht und alles lief gut. Ich war nicht besonders schlank, es hat sich aber keiner beschwert, vielleicht weil ich meine Aufgabe ordentlich erledigt habe und das Moppel-Dasein kein Thema war.

Das war völlig anders, als ich erneut zu »Wetten, dass ..?« gebeten wurde. Einerseits natürlich extrem schmeichelhaft, schließlich war ich ja schon mal da und hätte nicht gedacht, dass ich noch einmal eingeladen würde. Jetzt sollte ich als Wettpatin auf dem Sofa Platz nehmen. »Cross-Promotion« war das Zauberwort. Regina Ziegler hatte »Moppel-Ich« verfilmt, und der Film, mit Christine Neubauer in der Hauptrolle, sollte demnächst laufen. Im ZDF, versteht sich. Als ich die Ein-

48

ladung bekam, ging es mir, wie es wahrscheinlich einer Menge anderen Frauen auch gehen würde. »Was ziehe ich da bloß an?«, war die Frage der Fragen. Eins war klar: Abendkleid scheidet aus. Ich trage selten Abendkleider, fühle mich darin schon deshalb auch nicht besonders wohl. Außerdem finde ich meine Arme auch hübscher, wenn sie ein bisschen nett verpackt sind. Die Klamottenfrage hat mich tagelang beschäftigt. Klingt eitel, ist auch eitel. Aber immerhin ist »Wetten, dass ..?« nicht direkt eine Nischensendung, und wenn man weiß, dass Millionen Menschen zuschauen und urteilen, dann möchte man eben gerne (im Bereich der eigenen Möglichkeiten) gut aussehen.

Am Ende habe ich die klassische Variante gewählt. Schwarzer Smoking. Drunter schwarzes Top und dazu ein paar neue Sandalen. Sau-unbequem, aber schick. Und ziemlich teuer. Zum Glück neige ich nicht zu Lampenfieber. Fernsehen macht mich per se nicht nervös. Warum auch? Es ist ja nur Fernsehen. Keine Herztransplantation.

Die Sendung fand in Dortmund statt. Komischerweise hatte ich schon im Vorfeld irgendwie ein ungutes Gefühl. Warum, kann ich gar nicht genau sagen. Vielleicht lag es an den Maskenbildnerinnen. Die waren anders als sonst. Die meisten kannte ich, und die Stimmung war merkwürdig verhalten (nach der Sendung haben sie mir gesagt, dass sie das mit dem Schauwiegen wussten, es mir aber nicht sagen durften!). Schade, dass sie es mir nicht gesagt haben. Ich hätte immerhin ein bisschen Zeit gehabt, über eine Strategie nachzudenken. So oder so, sie haben sich alle Mühe gegeben, und ich finde, dass sie das Beste aus mir herausgeholt haben. (Wenn Sie finden, ich sah schlimm aus, dann sollten sie mich mal ohne Maske sehen!) Christine Neubauer, die als Hauptdarstellerin der »Moppel-Ich«-Verfilmung mit mir gemeinsam auf der Couch sitzen sollte, hatte sich für den Abend extra Extensions machen lassen und sowohl eine eigene Maske als auch eine eigene Hairstylistin dabei. Wir zwei waren also vorbereitet. Thomas war zu Beginn auch genauso charmant wie sonst. Es wurde locker geplaudert, über den Film gesprochen, und alles war nett. Als er sinngemäß fragte, Frauen seien ja immer kurz vor oder nach einer Diät und in welcher Phase wir gerade wären, habe ich auch brav gesagt, dass es bei mir gleich morgen losgeht (http://www.youtube.com/watch?v=pgDVp6SmDK0).

Schon da habe ich im Hintergrund eine riesige Waage gesehen und nichts Gutes geahnt. Dann kam die Wette, Christine sagte: »Ja, der Kandidat schafft es«, ich habe es ihm gewünscht, aber nicht geglaubt. So kam es auch. Ich hatte also meine Wette gewonnen. Das hat aber keine Rolle gespielt. Zur Wetteinlösung (hatte ich das Spiel nicht verstanden?) mussten wir auf die Waage. Gemeinsam.

Sie glauben, dass hat mir gestunken? Ja, hat es. Ich fand die Aktion aus mehreren Gründen eigentlich ziemlich unverschämt. Ich bin nun mal kein Mastschwein. Ich glaube, dass öffentliches Wiegen für niemanden, egal in welcher Gewichtsklasse, angenehm ist. Ich habe in meinem Buch »Moppel-Ich« über mein sehr diffuses und gespaltenes Verhältnis zur Waage ausführlich geschrieben (»So oder so ist das Wiegeprozedere ein absolutes Grauen.«, Seite 43). Ich habe deshalb hartnäckig versucht, nicht auf diese Waage zu steigen. Wozu soll das Schau-Wiegen gut sein? Welche Absicht steckt dahinter? Man könnte auf die Idee kommen, dass eine gewisse Häme mitgespielt hat. Was auch sonst? Witzig kann man die Idee ja wohl kaum nennen. Auch für die Redakteure des ZDF war offensichtlich, dass ich zugenommen hatte. Insofern war ihnen mit Sicherheit klar, dass mir die Aktion peinlich sein würde. Mir wäre sie aber auch peinlich gewesen, wenn ich nicht zugenommen hätte. Öffentliches Wiegen hat etwas Despektierliches. Zwar ist »Wetten, dass ..?« öffentlich-rechtlich – aber das bedeutet nicht, dass eine Show zur Schau wird, die die Grenze zwischen öffentlich und privat einfach ignoriert. Und Gewicht ist etwas sehr Privates. Auch wenn man wie ich über Gewicht geschrieben hat. Gerade dann. Schließlich habe ich mich genau darüber ausgelassen. (http://www.youtube.com/watch?v=srECf03xtfs)

Thomas hat mich beruhigt (»Wir gehen zu dritt, niemand weiß, was der Einzelne wiegt.«), und sanft, aber nachdrücklich hat er es geschafft, mich auf die Waage zu bekommen. Dabei hätte ich mich am liebsten wie eine Dreijährige an der Kasse im Supermarkt auf den Boden geworfen und geschrien. Ich habe versucht, das Ganze mit Humor zu tragen, einen Fuß in der Luft gehabt und Dinge gesagt wie: »Ich trage einen Anzug aus Stahl«, und: »Das ist ja eine Art Konfrontationstherapie«. Hängen geblieben ist beim Zuschauer anscheinend nur mein Versuch, nicht auf diese verdammte Waage zu steigen. Nachträglich würde ich das anders machen. Ich würde mich einfach draufstellen. Aber nachher ist man immer schlauer. Ich war einfach wie paralysiert. Und natürlich war mir schon in diesem Moment klar, dass nachher darüber spekuliert wird, wem welcher Anteil an der Gesamtkilomenge gehört. Genauso kam es auch. Christine hat der Bildzeitung gesagt, sie wiege 65 Kilo, Thomas hat sich mit 94 Kilo beteiligt. Für mich blieben 108 Kilo. Die ich definitiv nicht gewogen habe. Das zu sagen war mir aber zu blöd. Die »Bild« titelte also: »Wiegt Frau Moppel-Ich wirklich 108 Kilo?« Immerhin mit Fragezeichen.

Damit wir uns nicht missverstehen: Es war im Endeffekt egal, welche Zahl dort stand. Schon deshalb habe ich auch nicht widersprochen. Aber man wundert sich. Fragt sich, wer sich da wohl ein paar Kilos weggeschummelt hat, aber vor allem: Wieso man offenbar auf einen ungeheuren Brüller spekuliert hat, mich auf die Waage zu bekommen. Wo war der Witz? Mich dabei zu »ertappen«, dass ich zugenommen habe? Mich vor der Fernsehnation zu »überführen«? Ist Zunehmen eine Straftat? Ist das investigativer Journalismus? Jedenfalls muss es ungeheuer wichtig gewesen sein, dieses »Event« unter allen Umständen in der Sendung unterzubringen. Weil – wie gesagt – ich die Wette ja eigentlich gewonnen hatte. Ehrlich: Ich finde das so lustig wie einen Brand im Altersheim – und das hat nichts damit zu tun, dass ich es war, die auf der Waage stand. Es hätte jede Frau sein können – angefangen bei Frauke Ludowig bis hin zu Angela Merkel. Spaßig hätte ich das auch nicht gefunden.

Ich würde das Ereignis normalerweise in der Rubrik »Über Humor lässt sich nicht streiten« abgelegt und vergessen haben, hätten nicht so viele andere sich berufen gefühlt, mir ziemlich deutlich zu machen, wozu es gut war, in aller Öffentlichkeit vorzuführen, wofür man kaum mehr Grips braucht als eine Glühlampe: dass ich zugenommen hatte. Das Medienecho war gewaltig. Auch in diversen Blogs wurde munter diskutiert. Ich habe eine Menge interessanter Begriffe über mich gelesen: »Fettqualle«, »fette Sau«, »Drecksmops« und Ähnliches. Und immer wieder der Vorwurf: Wie kann sie sich nur so gehenlassen? Hier ein paar Beispiele:

Auf der einen Seite tut sie mir leid, ich weiß wie es ist öffentlich bloßgestellt zu werden, und ich gebe meinen Vorrednerinnen recht, der Druck ist dann so groß dass es ruck zuck geht!

Dennoch hat sie mit diesem Erfolgsbuch viel verdient und ist so was wie ein Vorbild ...

Ich vergleiche das jetzt mal mit wem der lange drogenabhängig oder alkoholabhängig war, ein Buch schrieb übers Verzichten und Clean werden und dann Geld schöffelt ... und dann wieder rückfällig wird ...

Es ist enttäuschend.

Leid tut sie mir dennoch.

Als ich von dem Buch erfahren habe, hatte ich gerade meine 35 kg recht zügig abgenommen und fand die Frau so was von unsympathisch. Ich mag ja selbstbewusste Frauen aber in der Buchvorstellung war sie so was von arrogant.

Seit dem hab ich mich immer gefragt, wann sie denn endlich wieder zunehmen würde. Die blöde Kuh und jetzt gönn ich es ihr und ich wusste dass es passiert.

PAH! ...

Sehr schöne Information.

Gruß Pascal

Mal abgesehen davon, ob einem Susanne Fröhlich sympathisch ist oder nicht, jeder kann nachvollziehen, dass viele Moppels nicht gerne über ihr tatsächliches Gewicht reden und schon gleich gar nicht in der Öffentlichkeit. Ich finde, es ist schon ein Unterschied, ob ich dazu stehe, zu viel zu wiegen oder ob ich mich öffentlich auf der Waage outen soll. Auch wenn da drei Leute drauf standen. Sobald einer plaudert, folgt der zweite und den Rest sieht man ja ...

Unter diesem Gesichtspunkt fand ich es unsensibel jemanden gegen seinen Willen auf die Waage zu zwingen. Zumal

sie ja vorher schon darüber gesprochen hat, dass sie zugelegt hat und dass sie diese Kilos wieder loswerden will. Außerdem weiß auch jeder von uns, dass erfolgreich abnehmen schon sehr schwierig sein kann, das Gewicht dann aber auch zu halten, schaffen erst recht nicht alle. Da sind Promis auch nicht anders als wir Normalsterblichen.
LG Dana

AW: Susanne Fröhlich wieder etwas moppeliger
ich mag die ja mittlerweile gar nicht mehr. hat sie sich selbst zuzuschreiben. habe ihr buch auch gelesen und dann war sie mit mal überall. schaut her wie schlank ich bin. schaut her ihr moppel, was ich kann. ätsch … ätsch ätsch und ihr seit weiterhin dick … bäh … ne … geht gar nicht mehr. die gute frau fröhlich.
und samstag? wer hat sie gesehen bei wetten oder?? ich hab sie gesehen und ich gönn ihr jedes kilo (sorry, manchmal bin ich eben ein arsch.) ausserdem hatte sie super schreckliche klamotten an. an sich das einzige was geht. schwarzes oberteil aber da das so'n olles wickelding war, hat's auch noch in die speckfalten gezogen yeah. dann immer schön hand in die hüfte und bauch raus. ja susanne, so sieht das toll aus.
ich fand's ganz ganz schrecklich. und wenn ich von der noch ein wort über figur, abnehmen, zunehmen etc. höre dann werde ich wohl wirklich einen nervenzusammenbruch erleiden müssen.
loeli

http://www.abnehmen.com/abnehmen-in-den-medien/58492-susanne-froehlich-bei-wetten-dass.html

35 (permalink)
17. 08. 2007, 03:30
Gast36379
Gast

Beiträge: n/a

zum thema »susanne fröhlich«:

also sicherlich kennt jeder korpulente mensch die situation
abnehmen-zunehmen-abnehmen-zunehmen …
da ist auch nichts schlimmes dran.
das leben besteht aus phasen und das gewicht passt sich
diesen phasen oft an.
aber was ich eine absolute frechheit finde, ist dass diese
frau F. zu denen gehört, die mit ihrem abspecken geld machen und dann, kaum ist das buch gut verkauft, wieder
aufgehen wie ein soufflé.
hätte ich das buch gekauft, würde ich mich so was von
verarscht fühlen.
das hat für mich alles etwas von: ich hungere mich nun
runter (für mein buch) und wenn genug exemplare über
den ladentisch gegangen sind, fresse ich wieder so wie
ich es immer tat.
wer ein sachbuch im ratgeber-genre schreibt, der agiert
als vorbild.
diese ulk-wachtel hat sich – retrospektiv betrachtet – bla-
miert.
aber das kann ihr ja auch wurscht sein – geld gemacht hat
sie mit ihrem schmöker ja.

ein anderes beispiel ist da karl lagerfeld.
ja, er hat auch einen abnehm-ratgeber rausgebracht. aber
er hält sein gewicht ja auch seit seiner diät. das ist was
anderes. klar wollte er geld mit dem buch machen, aber

sein beispiel zeigt auch ganz deutlich, dass er es verdient, angehört / gelesen zu werden.

wasser predigen und wein trinken á la Susi F. – so was ist widerlich.

http://diaet.abnehmen-forum.com/ich-bin-genervt/
53029-ich-will-so-bleiben-wie-ich-bin-star-aussagen-4.
html

Susanne Fröhlich macht mich böse

Eine »Frau«, eine Gesichtsmuskelzerrung, die zu ewigem Grinsen zwingt und eine Nörgelkampagne, die sowieso gegen jede Art von Mann ist – Ja, das ist Susanne Fröhlich …

Susanne und ihr Heer beschweren sich die ganze Zeit nur – auch bzw größtenteils über Männer. Vielleicht sollten sich die Furien Männer suchen, die bereit sind, sich für sie zu ändern. Wer ändert sich den freiwillig für so ein Gesichtsschnitzel? Wenn sich wenigstens irgendwelche hübschen Damen aufregen würden, für die man sich sofort ändern würde. Susannes Armee des Todes hasst ja auch nicht nur Männer, sondern prinzipiell jedes weibliche Wesen, dass vom Aussehen her, erstmal als Frau durchgeht. Diese bekommen dann Namen wie »Tussies« oder »Barbiepüppchen«, die reihenweise die Männer vernaschen und sowieso total schlampig sind – Weil sie gut aussehen. Im Endeffekt hassen diese Damen also alles und jeden, der in irgendeiner Form besser (schöner/klüger etc.) ist …

Im Allgemeinen möchte ich also nur meinen Unmut über diese Person zeigen. Die macht mich fast so sauer wie Desiree Nick oder Alice Schwarzer. Spielen eigentlich alle in einer Liga. Wie wärs wenn die 3 irgendwie eine Gruppe aufmachen. Vielleicht eine Band? Oder ein Superheldinnen

Trio? Mir schweben da Namen im Kopf rum wie z. B. »Die 3 amazing Schreckschrauben« oder sowas ~

egal Says:
November 26, 2006 at 9:44 pm Kann jemand diese Frau nicht umbringen? Reply

Flo Flo Says:
February 24, 2008 at 10:55 pm Ich hasse diese arogante überhebliche Hexe auch. Allerdings würde ich sie nicht mit Alice Schwarzer in einen Topf werfen. da diese Ideale hat für die sie kämpft, Fröhlich setzt sich nur dekadent und undankbar ins gemachte Nest und spuckt den Männern des Westens (denen sie ihre Freiheiten verdankt) dreist ins Gesicht. Schäm Dich! Reply

http://fiver.wordpress.com/2006/08/08/susanne-frohlich -macht-mich-bose/

Als Kommentare ähnlich den obigen auch in meinem Gästebuch im Internet auftauchten, schloss ich das Gästebuch. Arrogante, überhebliche Hexe – bitte sehr. Dass ich meine Freiheit den Männern des Westens verdanke???? Aber: Kann nicht mal jemand diese Frau umbringen – da war bei mir Schluss. Das kann und will ich nicht lesen. Und auch nicht weiter kommentieren. Das ist einfach nur krank.

Was habe ich an mir, was Menschen so in Rage bringt? Auch ich hege ein paar Aversionen. Aber ich würde den Leuten, die mir nicht gefallen, nicht auch noch Stunden meiner Zeit widmen. Mein Fernseher hat eine Fernbedienung, wenn ich jemanden nicht sehen will, schalte ich um oder aus.

Mein »Wetten, dass ..?«-Besuch endete mit der Einladung zur nächsten Sendung. Wetteinlösung: zehn Kilo abnehmen. Christine hat gleich betont, dass sie ja schon am unteren Limit ist, also eigentlich kein Gramm verlieren darf. Nach der Sendung haben Christine und ich besprochen, dass wir das Wiegen ziemlich blöde fanden und uns nicht noch mal öffentlich auf eine Waage stellen lassen wollen. Nicht *obwohl* wir beide Bücher zu dem Thema geschrieben haben, sondern eben genau *deshalb*. Wenn wir beide nicht hingehen, haben wir entschieden, ist das ein klares Statement zu der Aktion.

Drei Tage vor der Sendung hat Christine ihre Meinung allerdings geändert. Sie gehe doch hin, hat sie mir mitteilen lassen. Ich hätte mir gewünscht, dass sie mich selbst anruft, um mir das zu sagen. Aber jetzt wusste ich, ich muss auch hin. Sonst heißt es wieder: »Gott, ist die Fröhlich zickig!« Ich habe meinen Flug in den Urlaub umgebucht und bin hingegangen. Das dritte Mal bei »Wetten, dass ..?« – ein echter Rekord und das, obwohl ich nicht Veronica Ferres bin. Wer hätte das je für möglich gehalten?

Immerhin saß ich so mal neben John Travolta und Heiner Brand. Ich durfte Mr. Bean die Hand schütteln und ein weiteres Mal auf die Waage steigen. Thomas hat gesagt, er habe nicht abgenommen, Christine hat sich vom äußersten Limit noch ein Kilo abgezwackt und insgesamt hatten wir 11 Kilo weniger. Ich hatte also Buße getan und zehn Kilo geschafft.

So viel zu »Wetten, dass ..?«.

Danach habe ich weiter abgenommen. Inwiefern das mit der Sendung zu tun hatte, kann ich gar nicht sagen. Entscheidender war sicherlich ein Anruf von TUI, ob ich Lust hätte, beim Mallorca-Marathon mitzumachen. Die Zeitschrift »Stern« wollte den Versuch von diversen

Promis, beim Marathon dabei zu sein, begleiten. Zusätzlich durften wir ein Trainingscamp mit Thomas Wessinghage an der Ostsee besuchen. Als der mich sah, hat er so ein bisschen müde gelächelt – als ich dann aber gerannt bin, war er fast überrascht. Wahrscheinlich hat er gedacht, ich würde mich über den Ostseestrand rollen oder nach zehn Metern mit knallrotem Kopf zusammenbrechen. Auch meine Werte haben ihn erstaunt.

Ich habe wirklich eifrig trainiert. Mich richtig reingesteigert. Bin nach ausgeklügelten Trainingsplänen gerannt. Und habe – natürlich – auch abgenommen. Wer zusätzliche Kalorien verbraucht, kann mehr zu sich nehmen. Das ist eine einfache Rechnung, die aber aufgeht und letztlich das ganze »Geheimnis« des Abnehmens darstellt.

Der große Lauf, der Mallorca-Marathon, sollte im Oktober stattfinden, und da war es natürlich perfekt, dass ich sowieso vorhatte, meinen Sommerurlaub auf Mallorca zu verbringen. Wenn ich mir heute Fotos vom Urlaub damals anschaue (2007), bin ich beeindruckt. Ich war richtig schlank. (Sie wissen schon: für meine Verhältnisse – nicht für Hollywood). Ich bin fast täglich quer durch den Südosten Mallorcas gelaufen, mal lange Strecken, mal kürzere, mal schneller, mal langsamer. Und ich habe nebenher wirklich gut gegessen. Ich war so etwas wie ein hungriges Wiesel. Klar habe ich mich immer wieder gefragt, warum ich zwischendrin nicht gelaufen bin? Wieso war ich so faul? Wahrscheinlich hatte ich einfach keine Lust.

Alles war wunderbar, auch an dem Morgen Mitte August. Ich hatte vor, eine mittlere Runde zu laufen, um die zehn Kilometer, war bestens ausgerüstet mit Handy, GPS-Uhr mit Kilometerzähler und Geschwindigkeitsangabe, Wasserflasche – alles am Körper verstaut. Ich liebe solchen Elektronikschnickschnack. Scheine doch mehr männliche Anteile zu haben, als für Frauen normalerweise vorgesehen.

Ich war noch nicht zehn Minuten unterwegs, da passierte es. Ich kann rückblickend gar nicht mehr genau sagen wie, nur so viel, ich bin gestolpert und gefallen. Klingt harmlos, war es aber nicht. Ich hatte sofort grauenvolle Schmerzen. Ein erster Blick an mir runter: ein aufgeschlagenes Knie. Wahrlich kein Grund für diese Schmerzen. Dann merkte ich, wo dieses grässliche Gefühl herkam. Von meinem Arm. Meinem linken Arm. Der war leider nicht mehr da, wo er ursprünglich hingehört. Mein Schultergelenk war irgendwie leer, und der Arm hing viel weiter unten als sonst. Er war raus aus der Schulter. Ich weiß noch, dass ich wirklich erstaunt war, wie eckig so eine leere Schulter aussieht. Ich hätte gerne jemanden angerufen, schließlich hatte ich ja genau zu diesem Zweck das Handy dabei, war aber da unten am Boden nicht in der Lage, nach hinten in die Tasche meiner Jogginghose zu greifen. So nah und doch so fern. Mein Arm, meine Schulter haben so wehgetan, dass ich leider auch ein bisschen schreien musste. Mit meinem rechten Arm hielt ich den linken fest.

Ich hatte Glück. Schon kurze Zeit später hielten zwei Autos. Ein Mann und eine Frau. Die Frau schaffte es, mich in ihren Mercedes zu hieven, und kümmerte sich rührend. Ich war nicht gerade eine besonders appetitliche Ladung. Blutend, weinend, staubig und völlig durch den Wind. Ich stammelte – so gut es ging – zwischen meinen Heulkrämpfen meine Adresse, versuchte den Weg auf Spanisch zu erklären, und sie hat ihn trotzdem gefunden. Immerhin, ich bin allein aus dem Auto gekommen und habe geklingelt. Mein Mann hat erstaunt die Tür geöffnet und schnell gesehen, dass da was nicht stimmt. »Ich hatte gleich ein komisches Gefühl, als du heute los bist!«, hat er mir erst mal mitgeteilt. Aha. Na denn.

Dann wollte er mir meinen iPod vom Arm abnehmen. Von dem Arm, der nicht da war, wo er körperbauplanmäßig hingehört. Zwischen meinem Gejammer konnte ich immerhin noch drohen: »Wer diesen Arm anrührt, ist so gut wie tot!«

Mittlerweile hatte ich auch ausreichend Publikum: mein Sohn und zwei unserer Patenkinder. Robert, Toni und Nicki starrten auf meinen Arm. Mein Mann, zum Glück ein Schnelldenker, entschied, dass wir ins Krankenhaus müssen. Er plädierte für Palma. Allein der Gedanke, mit diesen Schmerzen etwa 60 Minuten bis Palma fahren zu müssen, hat mich erneut aufheulen lassen. »Das schaffe ich nicht!«, habe ich geschluchzt. Somit blieb nur Manacor, die zweitgrößte Stadt auf Mallorca, auch gut 40 Minuten Fahrtzeit entfernt. Mein Mann hat mich ins Auto verfrachtet, jede Berührung hat schrecklich geschmerzt, die Kinder haben sich hinten ins Auto gequetscht, und los ging es Richtung Manacor. Es war eine denkwürdige Fahrt. Ich habe abwechselnd immer wieder geschrien und mich dann dafür entschuldigt, dass ich mich so gar nicht unter Kontrolle hatte. Mein Sohn war entsetzt. Hat immer wieder sehr besorgt gefragt, ob es schlimm wehtue. Meine Patentochter (eine Psychologinnentochter) hat zwischen meinen Schmerzschreien (ich war wirklich außer Kontrolle!) immer nur gesagt: »Einatmen – ausatmen …!« Das war sehr süß und auch ziemlich witzig, leider war mein Sinn für Humor etwas gedämpft.

Als wir (nach gefühlten Stunden) endlich in Manacor ankamen (und das obwohl mein Mann wirklich versuchte, schnell und sanft zugleich zu fahren) und das Krankenhaus gefunden hatten, war ich wirklich froh. Gleich würden die fiesen Schmerzen ein Ende haben. Allein der Gedanke daran war berauschend. Jetzt hier im Krankenhaus war mein Geschrei auch nützlich. So ein blutendes, schreiendes, aufgelöstes Etwas möchte niemand in seiner Notaufnahme haben. Jedenfalls nicht im Warteraum. Das schlägt sich ansonsten noch auf die allgemeine Stimmung, die in Warteräumen ja sowieso nicht die beste ist. Eine mittelalte, dafür aber äußerst streng aussehende Frau nahm mich in Empfang, und mein Mann musste gehen, sich um die Formulare und die Anmeldung kümmern. Als würden wir ansonsten nach erfolgreicher Behandlung sofort fliehen. Wahrscheinlich kann man ohne Arm ins Krankenhaus kommen – trotz allem heißt es auch in Spanien: bitte erst mal hier die Formulare ausfüllen. Die streng aussehende Ärztin holte sich zunächst Verstärkung. Später hat sie mir erklärt, sie wollte den Assistenzärzten und Studenten diese Verletzung nicht vorenthalten, weil sie nicht so häufig vorkommt.

Ich habe versucht, mich zusammenzureißen, und nur ständig »dolores« gesagt. Nicht etwa, weil das der Vorname der Ärztin war, sondern weil das auf Spanisch Schmerzen heißt (unter dem Aspekt sollte man sich wirklich überlegen, wie man sein Kind so nennt!). Ich meine, man hätte es auch sehen können, das mit den Schmerzen, aber ich wollte auf Nummer Sicher gehen.

Die Ärztin, eine Kubanerin, wie sie mir mitteilte, sagte nur: »Langsam, langsam.« Mittlerweile war meine linke Schulter schon seit gut eineinhalb Stunden armlos, und ich dachte nur noch: Gebt mir doch irgendwas. Könnt ihr mich nicht einfach mit irgendeiner Droge abschießen? Ich will nicht mehr, ich kann nicht mehr. Aber die Kubanerin kannte keine Gnade. Sie machte mir deutlich, dass wir das alles zunächst mal röntgen. Ohne Betäubung. Nicht mal ein winzig kleines Paracetamol hat man mir gegönnt. Das nehme ich denen noch heute übel, muss ich sagen. Normalerweise bin ich ja nicht auf den Mund gefallen, aber erstens ist mein Spanisch wirklich nicht die Wucht, und zweitens war ich sowieso kaum in der

Lage, irgendwas zu sagen. Und meinen Mann hatten sie ja abkommandiert.

Das Ende vom Lied: Der Arm war tatsächlich ausgekugelt – traumatische Schulterluxation nennt sich das, und er musste wieder rein. Auch hier hat Frau Castro nicht lange gefackelt: Keine Betäubung, nicht mal irgendwas Örtliches, dafür genug Personal zum Festhalten, und dann hat Frau Doktor meinen Arm genommen, sich mit dem Fuß an meiner Liege abgestemmt und den Arm wieder dahin gerissen, wo er hingehört. Leider war ich sehr wehrlos in diesem Moment, ansonsten hätte ich für das Leben der kubanischen Ärztin nicht garantieren können. Ich habe geschrien wie am Spieß. Aber kaum war der Arm wieder in der Schulter, war zunächst alles gut.

In der nächsten Abteilung wurde das blutige Bein mit der Bürste sauber geschrubbt (hat auch viel Spaß gemacht!), und dann durfte ich gehen. Den Arm schick in einer Schlinge. Eine Woche ruhig halten, dann ist alles wieder in Ordnung, war die Auskunft der Ärzte.

Ich kürze den Rest mal ab. Nicht alle Leser sind schon so alt, dass sie Freude an ellenlangen Krankheitsgeschichten haben: Es war nichts in Ordnung. Eher im Gegenteil. Oben in der Schulter war alles zerfetzt, was man so zerfetzen kann. Die Folge: OP in einem deutschen Krankenhaus, dann knapp drei Monate lang ein Gestell, das ich Tag und Nacht tragen durfte, um Arm und Schulter ruhigzustellen. Mit dem Gestell war dann die gesamte Susanne ruhiggestellt. Sport war undenkbar. Ich konnte nicht mal Auto fahren oder mir den BH alleine zumachen. Mein Körper war mit Sicherheit ziemlich verwirrt: erst endloses manisches Gerenne, dann völlige Sport-Sendepause. Dafür sehr viel freie Zeit, um zu essen. Essen kann man auch mit nur einem funktionierenden Arm immer noch sehr gut. Mehr Essen, kein

Sport – eine fatale Kombi für einen »mal wieder Moppel« bzw. »Ex-und-hopp-Moppel«. Immerhin ich hatte wenig Schmerzen. Und selten zuvor eine so gute Ausrede, um ganz viel, ganz faul rumzuliegen. Nachdem der Arm aus dem Monstergestell heraus durfte, wollte ich gleich wieder loslegen, war aber schnell sehr ernüchtert. Erst war der Arm lose, dann steif. Monate der zähen Krankengymnastik und viel Gejammer folgten. Dazu jede Menge Kilos. Der Gedanke an einen Marathon rückte weiter und weiter in die Ferne.

Nach einem guten halben Jahr konnte ich meinen Arm wieder bewegen. Immerhin. Alles andere war, was die Prioritäten anging, ziemlich in den Hintergrund gerutscht. Ich war wieder gesund. Bewegungsfähig – hurra. Jetzt hätte ein vernünftiger Mensch einfach das Training wiederaufgenommen. Aber ein enormer Fitnessverlust kann sehr motivierend sein – und dummerweise auch genau das Gegenteil. Ich war wie lahmgelegt. Hatte einfach keine Lust, wieder zu laufen. Vielleicht weil ich weiß, wie mühsam das Prozedere ist. Also blieb der Speck, wo er war. An mir. Und er schien sich verdammt wohl zu fühlen. Er mag mich einfach. Ich war darüber nicht begeistert, aber wirklich schlimm und überraschend fand ich es auch nicht. Wer ordentlich mampft und sich nicht genug bewegt, nimmt nun mal zu. In dieser Hinsicht bin ich durchaus Realistin, und an Wunder glaube ich sowieso nicht.

Möglicherweise macht einen das Hin und Her auf Dauer auch ein bisschen mürbe. Immer wieder einen Anlauf nehmen, auf die Hürde zurennen, die Hürde überspringen, um dann bemerken, dass sich da schon wieder eine neue Hürde auftut.

Richtig nachgedacht habe ich über das Thema zu dieser Zeit allerdings nicht. Das Leben besteht ja zweifelsohne aus mehr als Gewichtsschwankungen. Zum Glück.

Ich bin auch so ziemlich beschäftigt. Habe trotzdem immer mal wieder einen halbherzigen Anlauf unternommen, um mich dann von einem Schokopudding, einem Schnitzel oder einem der vielen anderen Verbündeten dieser beiden aus dem Konzept bringen zu lassen, und schon damals manchmal gedacht: Vielleicht bin ich einfach so vorgesehen. Was soll die ständige Mühe? Man kann sich an Speck gewöhnen. Ihn tolerieren. Man muss ihn nicht lieben, aber er ist nun mal da, so wie eine fiese Nachbarin.

Statt zu joggen bin ich zum Golfspielen gegangen. Ich liebe Golf. Ich weiß, ich weiß, die Liste der Vorurteile ist ellenlang. Golf ist elitär, kein Sport und etwas für alte Menschen, die keinen Sex mehr haben. Über all das könnte man vortrefflich streiten, bringt aber natürlich nicht viel. Sicherlich ist Golf weniger schweißtreibend als exzessives Joggen, mir macht es aber wesentlich mehr Spaß. Ein Faktor, der beim Sport absolut unterschätzt wird. Einen Sport, den man gerne macht, macht man auch. Mittlerweile gehört der Spaß am Sport nicht mehr dazu. Sport wird betrieben, weil er Kalorien verbrennt. Er ist Mittel zum Zweck. Früher waren der Kalorienverbrauch und der Gesundheitsaspekt so etwas wie zusätzlicher Benefit, heute sind sie der ausschlaggebende Faktor. Ich kenne massenweise Frauen, die sich nur deshalb quälen. Um ein paar miese kleine Kalorien zu verbrennen. Frauen, die Joggen eigentlich hassen, die sich widerwillig ins Fitnessstudio schleppen oder Kurse belegen, deren Name allein (Problemzonengymnastik, Bauch-Beine-Po) schon abstößt. Golf ist, bei allem, was man Böses darüber sagen kann, immerhin Bewegung. Man läuft über den Platz, ist an der frischen Luft und hat, jedenfalls in meinem Fall, Spaß.

Sehr viel Spaß, um genau zu sein. Ich habe mich richtig reingesteigert in meine neue Leidenschaft. Wenn ich etwas mache, dann mit allem Elan. Wer in einem Sport vorankommen will, muss sehr talentiert sein und dazu fleißig trainieren. Oder, wie in meinem Fall, bei kaum Talent, *sehr* viel üben. Das habe ich getan. Golf spielen macht durchaus fit, schließlich macht man jedes Mal einen langen Spaziergang. Meinen Speck hat das Golfen allerdings weniger beeindruckt. Er blieb da, wo er war.

Im nächsten Frühjahr dann wieder mal ein klitzekleiner Anlauf. Immer wenn der Sommer naht, steigt meine Motivation. Das hat eine Menge mit der Vorstellung zu tun, wie ich im Badeanzug aussehen werde. Oder im Bikini. Unvorstellbar, aber wahr: Ich trage Bikini. Allein den Gedanken finden viele grotesk. Ist mir schnuppe, ich möchte gerne auch ein bisschen Farbe auf meinem Speckbauch. Und mal ganz ehrlich: Dass jemand ein Moppel ist, sieht man in Badebekleidung so oder so. Auch im Einteiler. Also ein neuerlicher Anlauf. Ich fange mal wieder an zu rennen.

Kurz danach bin ich in einem VW-Bus unterwegs. Ich sitze hinten, der Fahrer bremst, ich bin (dumm, ich weiß!) nicht angeschnallt und knalle gegen den Vordersitz. Es schmerzt, ist aber nicht weiter schlimm. Tage danach, den kleinen Aufprall habe ich längst vergessen, kann ich nicht mehr gut einatmen. Meine Rippen tun weh. Nach einer Woche Schmerzen gehe ich zum Arzt. Meine Hausärztin checkt meine Atemorgane und kann nichts finden. »Vielleicht irgendwas mit den Rippen!«, schlägt sie vor. Ich gehe zum Orthopäden. Der röntgt den Bereich und kann auch nichts finden. Ich komme mir vor wie ein Hypochonder. Die Schmerzen nehmen zu. Selbst Golfspielen macht Probleme. Ich kann meinen Oberkörper nicht mehr drehen, es sticht in meinem Brustkorb und ich bin ratlos. Gegen die Schmerzen bekomme ich Tabletten, und weil die auf den Magen schlagen können, gibt's für den Magen auch noch ein paar schöne Pillen.

Ich nehme nicht gerne Medikamente, vor allem dann nicht, wenn es keine wirkliche Diagnose gibt. Aber da ich eine Golfreise in mein geliebtes Kanada mache, sehe ich keine andere Möglichkeit. Ohne Schmerzmittel kein Golf. Die Reise abzusagen halte ich für übertrieben. Unterwegs dröhne ich mich zu. Spiele Golf, noch schlechter als sonst. Fühle mich mies. Jammere still in mich rein und versuche die Schmerzen zu ignorieren. Schließlich war ich bei Ärzten, und die haben nichts gefunden.

Als ich aus Kanada zurückkomme, mache ich mich erneut auf zum Orthopäden. Langsam ist es mir peinlich. Komme mir vor, als hätte ich ein Schild umhängen, auf dem steht: »Achtung, hier kommt die Simulantin.« Will aber keine Schmerzmittel mehr nehmen. Man überweist mich zum MRT. Ab in die Röhre. Es pochte und krachte – aber als ich nach 20 Minuten rausgefahren wurde, war eine Diagnose da. »Sie haben die achte Rippe gebrochen, haben Sie das nicht gemerkt?«, fragte mich der freundliche Arzt. Ich hätte ihn küssen können. Eben noch war ich eine hypochondrische Simulantin, und auf einmal hatte ich einen Grund für die Schmerzen. »Toll!«, habe ich deshalb geantwortet und war wirklich sehr beruhigt. Man beginnt ja irgendwann am eigenen Verstand zu zweifeln und eine psychosomatische Sache in Betracht zu ziehen. »Sechs Wochen keinen Sport, schön ruhig halten, dann wächst alles wieder zusammen.«

Nicht mal mehr Golf durfte ich spielen. Es war mir alles egal. Endlich wusste ich, was mir fehlte. Rippenfraktur. Wahrscheinlich durch den Aufprall im Auto. Kaum zu Hause, verkündete ich die Diagnose. Charmanter Kommentar meines Mannes: »Vielleicht hast du Osteoporose!« Nein, habe ich nicht. Ein kleiner Moppel-Vorteil: Man ist nicht besonders anfällig für Osteoporose. Gut, ungeschickt bin ich, aber mehr ist es dann doch nicht. Es folgte eine sechswöchige Pause.

Eine Rippenfraktur ist eine doofe Sache. Sie macht so gar nichts her. Man sieht es nicht, und es gibt keinen schicken Gips, auf dem andere unterschreiben können. Mitte Sommer 2009 war ich wiederhergestellt. Ich habe jedenfalls nichts mehr bemerkt.

Manchmal habe ich das Gefühl, es soll nicht sein. Immer wenn ich einen Hauch Motivation verspüre, macht mir mein Körper einen Strich durch die Rechnung. Gerade so, als wolle er sagen: Ich bin ein Couchkörper – kapier das endlich mal. Genau wie Mitte November, für mich ein denkwürdiger Tag. Ich wache auf und habe Lust zu joggen. Ich bin erstaunt. Wie kann das sein? Seit Monaten drücke ich mich, und an diesem Morgen verlangt es meinen Körper danach. Ich war auf Lesereise gewesen und nun, endlich wieder zu Hause nach all dem Bahnfahren und Vorlesen, hatte ich einen unbändigen Drang nach frischer Luft. Nach Bewegung. Schnell rein in die Klamotten und die Schuhe, bevor dieses seltene Gefühl wieder vergeht.

Ich hatte tatsächlich Spaß. Die Herbstluft hat mich beflügelt, der unverhoffte Spaß noch mehr, und obwohl ich es kaum für möglich gehalten habe, es ging noch mit dem Laufen. Sogar gar nicht schlecht. Langsam, aber lang. Ich habe Musik gehört und mich gut gefühlt. Bis zur Minute 49. Irgendetwas Steiniges hat mich zum Stolpern gebracht. Bumms, da lag ich mal wieder. Die Hosen zerrissen, Knie und Hände aufgeschlagen, Blut überall. Aber das Schöne am Unschönen: Die Arme waren noch da, wo sie hingehören. Immerhin. Ich sah aus wie eine Siebenjährige nach den ersten Rollschuhversuchen. Zu Hause dann wenig Mitleid, aber viel Spekulation über meinen Gleichgewichtssinn. »Du fällst dauernd, da stimmt was nicht!« »Du solltest keine Musik hören, das stört den Gleichgewichtssinn!« Tolle Kommentare, könnte man gut drauf verzichten. Ich glaube so langsam eher an einen Körperboykott. »Lass mir die Ruhe!«, will mein Körper sagen, aber seit wann bestimmt der Körper? Noch sollte doch mein Gehirn das Sagen haben. Gehe am nächsten Tag direkt wieder. Das wollen wir doch mal sehen.

Ob das plötzliche Wiederaufkeimen meines Sporttriebes anhält? Keine Ahnung. Ob es sich speckmäßig auswirken wird? Wir werden sehen. Wenn ja, fein, wenn nein, auch in Ordnung. Mein neues Ziel heißt: fit sein. Vielleicht verdanke ich meinem Speck ja nicht nur den Erfolg von Moppel-ich, sondern auch eine kleine Perspektivänderung. Vielleicht will er mir sagen: Lohnt sich das wirklich? Das ständige Diäten, sich wie ein kleines Kind vorschreiben zu lassen, was man darf und was nicht? Nicht bloß beim Essen. Sondern beim Leben überhaupt. Soll ich die Entscheidung, ob ich glücklich bin oder nicht, wirklich den kleinen Etiketten in meinen Klamotten überlassen? Mein Körper ist offenbar dagegen. Und ich finde, das klingt ziemlich vernünftig. Vernünftiger jedenfalls als »Sieben Kilo in zwei Wochen« oder die zweifelhafte Idee, dass alles, was ich bin, sich allein daran bemessen soll, wie viel ich wiege. Ich glaube, es gibt bessere: Ich werde ein fitter Moppel sein.

Gehe jetzt laufen!

Bizarres rund ums Essen
und das Gewicht

Ein Tag:

Urlaubsbeginn. Natürlich wollte ich eigentlich schon
vor Monaten beginnen, und natürlich habe ich es mal
wieder immerzu vertagt. Der Gedanke an eine Diät ist
einfach grausig. Man weiß, man muss verzichten, und
wer wie ich nicht zur Askese neigt, hat an dem Gedanken nun mal keine Freude. Jetzt sitze ich im Flugzeug
(4 Uhr 35 mitten in der Nacht) Richtung Mallorca und
werde schon morgen versuchen, meine Massen in Badebekleidung zu quetschen. Eine Vorstellung, die an sich
direkt nach irgendeinem sehr wirksamen, sehr starken
bewusstseinsverändernden Stoff verlangt. Oder wenigstens nach einem Gläschen Sekt. Aber so früh macht das
hier inmitten all der Urlaubsreisenden wohl keinen besonders guten Eindruck, also unterdrücke ich den Im-
puls. Stattdessen nehme ich einen Tee. Und ein Wasser.
Die Frau mit den Brötchen kommt. Brötchen ist ein
hochtrabender und sehr wohlwollender Titel für das,
was hier serviert wird. Es ist ein sehr kaltes, leicht mat-
schiges Etwas, und man kann zwischen Käse und Wurst
wählen. Beides sieht übrigens recht ähnlich aus. Ein
Brötchen, auf das man an sich leicht verzichten könnte. Sie bemerken den Konjunktiv? Könnte! Verzichten
könnte! Einerseits, andererseits könnte man sich eben
noch mal was gönnen, wenn ab morgen sowieso Schluss

70

ist mit lustig. Ich esse das Ding, das sich Brötchen nennt. Da ich es ja eigentlich nicht essen sollte, esse ich es lieber ganz schnell auf. Weg ist weg. Was man nicht mehr sieht, kann man auch schnell vergessen. Mein Sohn mag sein Ding nicht. Er legt es auf mein Tablett. Und da liegt es nun, das unschuldige fade Etwas. Ich schaue das Brötchen an, das Brötchen liegt einfach nur da. Es soll mir aus den Augen gehen, dieses Ding. Tut es aber nicht. Was mache ich nur? Ab in meine Handtasche? Nur damit es aus meinem Blickfeld verschwunden ist. Ich rufe mich zur Ordnung. Ich werde mich ja wohl so weit unter Kontrolle haben, dass dieses schnöde Brötchen mich nicht aus den Bahnen wirft. Ich bin kurz davor, es hochzuhalten und den Mitreisenden anzubieten. Vielleicht mag ja jemand diese Dinger. Um es kurz zu machen: Ich habe es gegessen. Sie fragen sich, warum? Ich mich auch. Vielleicht, weil es da war. Und essbar. Und mir vor den Augen herumlag.

Noch ein Tag:

Ich sitze im Café und esse Kuchen. Leckeren Streuselkuchen. Ich liebe Streuselkuchen. Ich ziehe ihn jeder Sahnetorte vor. Jemand guckt. Vielleicht einfach nur so. Vielleicht weil er mich hübsch findet. Auf die Idee komme ich aber nicht. Ich habe das Gefühl, er guckt auf meinen Kuchen. Den Kuchen und mich. Dinge, die in seinem Kopf nicht zusammengehen. Nicht zusammengehen dürfen. Habe das Gefühl, seine Gedanken lesen zu können: »Muss die jetzt auch noch Kuchen essen! Kann die sich nicht mal zusammenreißen? Würde es nicht auch ein Espresso ohne alles tun?«

Ich würde gerne laut durchs Café rufen: »Habe heute

noch gar nichts gegessen. Bin quasi in den Miesen, was die Kalorien angeht, also kurz davor, kleine Hungerödeme zu bekommen!« Will mich rechtfertigen, ohne dass dieser Jemand auch nur einen Pieps gesagt hat.

Ich fange definitiv an zu spinnen. Zur Beruhigung bestelle ich mir noch einen schönen Latte macchiato. Tief in mir drinnen ruft eine Stimme: »Ein Latte macchiato ist eine komplette Mahlzeit!«

Noch ein Tag:

Gucke Dschungelcamp (ich weiß, das sollte man niemals öffentlich zugeben …). Alle Frauen sind dünn und bis auf eine (Ingrid van Bergen) haben alle neue Brüste. Sind die Originale mit dem Dünnwerden verschwunden? Haben sich sozusagen dünnegemacht, weil Brüste eben auch aus Fett bestehen? Muss man alles haben? Darf dünn sein keine Konsequenzen haben?

Noch ein Tag:

Auf Lesetour. Kilometerschrubben auf der Autobahn. Auf dem Beifahrersitz kleingeschnittene Äpfelchen und Karotten. Ich nage. Fühle mich großartig. Nicht weil der Geschmack so umwerfend ist, sondern weil ich so brav bin, so vernünftig. Ungewohnt vernünftig. Nach der Lesung geht es wieder heim. Rauf auf die Autobahn. Fahren, fahren, fahren … Wasser trinken … fahren. Auf einmal leuchtet weit am Horizont etwas Gelbes. Ein großes gelbes »M«. Das Autofahrerverführer »M«. Die Loreley der Neuzeit. »Komm zu mir, du tapfere Autofahrerin«, ruft es und ich ringe mit mir. Kurz vor der gelben Ausfahrt erliege ich der Versuchung.

Ich halte am Drive-in. Hoffe, die Frau am Ausgabeschalter erkennt mich nicht. Der Gedanke, wie sie nach Feierabend anderen erzählt, dass die Moppel-Fröhlich ein Menü mit Big Mac und großer Pommes bestellt hat, lässt mich erröten. Erwäge kurz, einen Salat zu bestellen. Aber der Grilled Chicken Ranch Salat hat ohne Dressing auch schon knapp 300 Kalorien und 15 Prozent Fett – wohlgemerkt ohne Dressing. Der Big Mac hat 503 Kalorien und 25 Prozent Fett, lässt sich aber beim Autofahren wesentlich besser essen. Und ehrlich gesagt, wenn es um Kalorien geht, sollte man McDonald's und Co. sowieso meiden. Ich kenne auch nur wenige Menschen (außer vielleicht Heidi Klum), die hierher fahren, um mal einen schönen Salat zu essen. Nehme vorsichtshalber eine Cola Light dazu und beschließe, sollte ich noch mal zum Drive-in fahren (etwas, was leider nicht ausgeschlossen, sondern im Gegenteil durchaus wahrscheinlich ist) werde ich vorher eine Mütze und eine Sonnenbrille aufziehen. O Gott, ich habe Verfolgungswahn. Ich schäme mich für meine Begierden. Wie gestört ist das denn?

Noch ein Tag:

Ich klaue meinen Kindern Süßigkeiten. Tiefer kann man kaum noch fallen. »Mama, hast du die Ferrero Rocher gegessen?«, fragt meine Tochter. Ich leugne. Ich, die Frau, die den Kindern ständig predigt: »Hauptsache, ihr lügt mich nicht an.« Ich finde mich peinlich. Bin ich auch.

Vor allem, weil ich diese Goldkugeln gar nicht so sehr mag. Aber anscheinend genug, um sie wegzufressen.

Noch ein Tag:

Habe eine Art Coming-out. Bestelle in Gesellschaft meiner Familie (Mutter, Schwester und Co. – allesamt schlank!) Pommes. Schnitzel mit Pommes. Weil ich Lust drauf habe. Und aufhören will, öffentlich Salat mit Putenbrust und einem Hauch Dressing zu essen, wenn mir der Sinn nach Pommes steht. Unter uns: Die Pommes waren es wert, und es gab weit weniger Geraune am Tisch, als ich gedacht habe. Nehme mich selbst und mein bizarres Essverhalten einfach zu wichtig.

Noch ein Tag:

Golfturnier. Damengolf. Eine große Runde Frauen trifft sich, um gemeinsam Golf zu spielen. Es ist das Saisonabschlussturnier, und einige bringen netterweise etwas zu essen mit, damit wir nicht vom Fleisch fallen. Als eine Spielerin mit ihrem (sehr gut aussehenden) Kuchen in der Hand den Raum betritt, wird sie von einer anderen gefragt: »Backst du gerne?« Sie nickt freundlich und sagt: »Ja sehr gerne.« Die andere antwortet: »Man sieht es!«

Ist so was lustig? Oder frech? Oder übergriffig? Gehört sich das? Wo bleibt die vielbeschriebene Etikette, die sonst beim Golf doch so sehr zählt?

74

Noch ein Tag:

Es klingelt. Es ist früh, ich komme gerade aus der Dusche und sehe, dass es meine Mutter ist. Ich öffne nur in Unterhose die Tür. »Du bist ja gar nicht *soooooo* dick, wie ich dachte!«, begrüßt mich meine Mutter.

Ich sollte ich mich vielleicht häufiger in Unterhose präsentieren, sind es die Klamotten, die auftragen? Bin ich ein Unterwäschetyp? Was mache ich dann bloß im Winter? Unterhöschen mit Fellstiefeln? BH mit Heizung?

Noch ein Tag:

Lesereise. Ich bin in Dresden. Ich liebe diese Stadt und auch die Menschen hier. Ich fühle mich wohl im Osten. Im Hotel wartet eine nette Überraschung. Ein kleiner Stollen. Ein original Christstollen in Zwergformat. Sieht niedlich aus. Klein und handlich. Ich könnte ihn mit nach Hause nehmen. Direkt jetzt in den Trolley packen und damit aus meinem Blickfeld räumen. Das wäre eine sehr vernünftige Möglichkeit. Ich könnte natürlich auch ein Stückchen probieren und ihn dann wegpacken. Vielleicht nur ein winziges Stückchen. Eine klitzekleine Ecke. Bevor sich mein Verstand tatsächlich einschaltet, schnappe ich mir den unschuldigen Zwergstollen und reiße die Folie ab. Und – zack – ist das erste Stück in meinem Mund. Köstlich. So viel Geschmack in so einem winzigen Bissen. Phantastisch. Wie herrlich muss mehr davon sein? Was soll ich auch sonst mit dem Rest machen? Der angebrochene Rest würde mir ja das komplette Gepäck vollkrümeln. Das wäre äußerst ärgerlich, und man könnte das Gebröckel, das mal ein formschöner Stollen war, nicht mehr essen! Ein klarer Fall von Verschwendung. Dafür möchte ich auf keinen Fall verantwortlich sein. Da könnte ich den an der Situation völlig unschuldigen Stollen ja auch direkt in die Mülltonne werfen. Etwas, was mir zutiefst widerstrebt. Also esse ich ihn. Und danach ist mir so richtig schön übel von all dem süßen Geschmack, und mein Bauch ruft nach etwas Salzigem. Ich esse die Dose Erdnüsschen aus meiner Minibar. Wie viele Kalorien waren das wohl im Ganzen? Wahrscheinlich der Wochenbedarf von Kate Moss und den Hilton Sisters zusammen. Bravo. Toll gemacht.

Noch ein Tag:

Es ist Nacht. Alle schlafen. Fast alle. Eine ist wach, und die eine bin dooferweise ich.

Ich starre an die dunkle Decke, was nicht sehr spannend ist, und versuche zu überhören, was meine innere Stimme mir vorschlägt! »Steh auf!«, sagt sie, »Steh auf, du bist doch gar nicht müde! Du kannst nicht schlafen, also mache einen schönen Ausflug!« Einen Ausflug, für den man den Schlafanzug nicht ausziehen muss, einen Ausflug mit wunderbarem Ziel. Einen Ausflug zum Kühlschrank. Es ist 2 Uhr 20 und ich schleiche auf Zehenspitzen zum Kühlschrank. Wie von einer fremden Macht angezogen. Kühlschrankmagnetismus! Kaum mache ich die Tür zum Kühlparadies auf, habe ich Gesellschaft. Vom zweitverfressensten Wesen in diesem Haus. Dem Hund. Jedes Geräusch, das irgendwie mit Nahrungsaufnahme verbunden ist, lässt den Hund selbst aus dem tiefsten Schlaf aufwachen. Der arme Kerl. Ist darauf angewiesen, dass ihm jemand die Nahrung zuteilt. Wäre wahrscheinlich auch gut für mich. Aber ein bisschen entwürdigend. Ich würde mich schwertun damit, mich hechelnd vor jemanden zu setzen und die Augen aufzureißen, die Zunge rauszustrecken, nur um ein Stückchen Fleischwurst zu ergattern.

Ich mache mir ein Nutellabrot. Mit Butter. Der Hund bekommt eine Scheibe Käse. Und noch eine. Zwei glückliche Geschöpfe nachts um halb drei. Jedenfalls so lange glücklich, solange der Genuss dauert. Das könnte ich von meinem Hund lernen: Er bereut nicht. Sichtlich. Er legt sich hin und schnarcht weiter. Kluges Tier! Muss sich nicht mal die Zähne putzen! Ich hingegen liege im Bett – mit vollem Bauch und ärgere mich.

Noch ein Tag:

Schaue im Fernsehen eine Sendung mit dem Namen: Biggest Loser. Hier geht es um eine Art »Wellness-Aufenthalt«, bei dem Kandidaten miteinander wetteifern, wer in kürzester Zeit am meisten abnimmt. Es nehmen acht Frauen und sechs Männer teil. Die Männer wiegen im Schnitt 160 Kilo, die Frauen hingegen 105 Kilo, fünf der acht Frauen wiegen unter 100 Kilo, bei den Männern ist der Leichteste 117 Kilo schwer.

Noch ein Tag:

Bin zum Abendessen verabredet. Von den fünf Frauen sind zwei auf Diät. Die zwei Dünnsten von uns fünfen.

Essen gehen mit Menschen, die leider gerade auf Diät sind, ist nicht wirklich erfreulich. Zum einen: Ihre Konsequenz führt einem die eigene Inkonsequenz vor Augen. Zum anderen: Wenn man selbst herrlich schlemmt, hat man ein schlechtes Gewissen, schließlich müssen sie zugucken, wie man sein knuspriges Weißbrot mit Salzbutter bestreicht, mehrere Gänge verspeist und nach dem üppigen Dessert auch noch ein Pralinchen zum Espresso nimmt. Man fühlt sich wie eine Folterknechtin, obwohl die Diätenden immerzu betonen, dass es ihnen ja rein gar nichts ausmacht und wir ruhig noch einen Gang bestellen sollen. Währenddessen picken sie im Salat oder zerschneiden ein Filetsteak in winzige Stücke und kauen so lange darauf rum, als wären sie Wiederkäuer. All das ist mir natürlich bekannt. Ich war oft diejenige, die auf der Diätseite saß. Und komischerweise ist es tatsächlich kein wirklich schlimmes Gefühl, anderen beim Essen zuzusehen. Man fühlt sich heldenhaft. Sooo überlegen. Immerhin schlägt man der Begierde ein Schnippchen. Und ist stärker als all andere Weichtiere um einen herum. Trotzdem: Irgendwie sind Nicht-Esser beim Essen Spaßbremsen. Also: Bleibt gefälligst zu Hause und macht euch ein Schälchen Rohkost, und wenn die Diät vorbei ist, gehen wir aus und schlemmen so richtig!

Noch ein Tag:

Ich gehe einkaufen. Ein leerer Kühlschrank nur mit einem Hauch schrumpeligem Stangensellerie und einer Flasche Schampus mag für Single-Frauen gehen, wer einen Kerl und noch dazu Kinder hat, kann sich so etwas nicht leisten, außer man will sich das Jugendamt ins Haus locken. Deshalb heißt es regelmäßig einkaufen. Der Mensch braucht nun mal Nahrung. – und die meisten dann doch ein wenig mehr als eine Miss Beckham. Wahrscheinlich muss die auch nicht höchstpersönlich in den Supermarkt. Die lässt sicherlich einkaufen. Ich lade meinen Wagen voll. An der Kasse, in der langen Schlange, mustere ich den Inhalt der anderen Wagen, spekuliere darüber, wie viele Menschen der Haushalt wohl hat und was sich aus dem im Wagen so schließen lässt. Ich bin sicher, dass die übrigen Wartenden genau dasselbe tun. Schon deshalb würde ich am liebsten meinen kompletten Einkauf kommentieren. Laut kommentieren: »Meine Damen und Herren, Sie sehen, ich kaufe Bio. Obst und Gemüse. Wenig Fleisch. Gut, Nudeln sind auch dabei und in rauen Mengen, aber nur weil die Kinder sie mögen, und die Kekse sind natürlich auch auf keinen Fall für mich …«

Bescheuert. Wahrscheinlich tickt überhaupt niemand so schräg wie ich.

Noch ein Tag:

Ich glaube, ich bin über ein paar Ecken mit Mary Poppins verwandt. Auch ich habe eine Tasche, in der fast mein ganzes Leben steckt (bis auf die Kinder, die sind mittlerweile einfach zu groß geworden). Das Schöne an meiner Tasche: Es findet sich, neben diversen anderen Dingen, auch immer was zu essen. Der kleine Keks, der gerne als Beilage zu einem schönen Milchkaffee gereicht wird, der Apfel, den ich in einem Anfall von Vitamingier eingepackt habe, ein kleiner Schokoriegel oder auch ein Rest Frühstückscroissant. In meiner

Tasche ist es immer ein ganz klein bisschen krümelig, aber ich habe auch immer irgendwas da, falls eine akute Krise auftauchen sollte, die nach Nahrung verlangt.

Also – sollten Sie je irgendwo auf einer einsamen Insel feststecken oder in einem unwegsamen Gebirge, nach einem Flugzeugabsturz oder was auch immer, und nicht wegkommen und die Nahrung wird knapp, dann sollte die Devise lauten: Haltet euch an den Moppel! Ich wäre bereit, den bröckeligen Keks zu teilen! Außer es gelüstet euch nach einem zuckerfreien Kaugummi! Dann bin ich die definitiv falsche Adresse.

Noch ein Tag:

Bin auf einem Damengolfturnier. Nach dem Spiel (immerhin vier Stunden strammes Laufen) sitzen wir noch ein bisschen zusammen. Einige essen etwas. Zwei der wirklich sehr schlanken Frauen bestellen nach langem Überlegen ein Sandwich. Gemeinsam. Sie teilen ein nicht besonders großes Sandwich und knabbern ein wenig daran herum. Nach einer halben Stunde hat keine der beiden ihre Hälfte aufgegessen. Ich mache einen Scherz und schlage vor: »Lasst euch doch den Rest fürs Wochenende einpacken!« Niemand lacht. Ich glaube, sie haben wirklich darüber nachgedacht!

Noch ein Tag:

Die angeblich älteste Venus-Skulptur der Welt wurde entdeckt. Ein irrsinniger Fund. Mindestens 35 000 Jahre alt, möglicherweise, so die Archäologen, sogar 40 000 Jahre. Wow. (www.zeit.de/2009/21/A-Venus)

»Die Figur ist 59,7 Millimeter hoch, 34,6 Millimeter breit und wiegt 33,3 Gramm. Auffallend sind nicht nur die überdimensionierten Brüste, sondern auch die Vulva mit den betonten Schamlippen zwischen den gespreizten Beinen, die *Nature* zu der Feststellung hinrissen, hier handele es sich um ›ein 35 000 Jahre altes Sex-Objekt‹.«

Man könnte sich fragen, warum ausgerechnet mich das interessiert? Nun ja, die »Zeit« titelte: »Frau Fröhlich aus dem Schwabenland«

»Kurz und respektlos: Nie wurde ein Objekt gefunden, das einem Brathähnchen so sehr gleicht wie der Fund aus Schwaben. Nicht nur wegen ihres horrenden Alters, auch wegen ihrer Einzigartigkeit, vermutet Haidle, tauge die Venus zur Ikone. Und sie werde, wie die Dame aus Stratzing (›Fanny von Galgenberg‹), bald einen Namen erhalten. Ihr Deckname vor der Veröffentlichung war ›Frau Fröhlich‹. Aber auch ›Henny‹ kursiert, angelehnt an die augenfällige Ähnlichkeit mit gebratenem Geflügel.«

Mit anderen Worten, ich sehe aus wie ein fettes, sehr, sehr altes Brathähnchen, habe keinen Kopf und dafür kurze Beinchen und Ärmchen. Ich sollte an jeder Imbissbude vorsichtig sein. Aber ich bin ein Sex-Objekt. Immerhin. Sehr freundlich.

Noch ein Tag:

Sitze in der Maske für die Aufzeichnung eines ARD-Quizes. Die Maskenbildnerin hat ungefähr meine Statur, vielleicht einen Hauch schlanker. Wir reden nett miteinander, und wie immer, wenn zwei Frauen zusammen sind, kommt irgendwann das Thema Figur auf.

Wir sind beide erfahren im Ab- und Aufspecken. Beim Austausch von kuriosen Geschichten erzählt sie mir Folgendes: Ihre Kolleginnen, durchweg sehr schlank, hätten eines Tages gesagt: »Toll, dass du trotzdem so fröhlich bist!« Trotzdem? Gerade so, als wäre sie schwerstbehindert und würde trotz allem ihr Leben gutgelaunt meistern. Die nette Maske wusste erst gar nicht, wovon die Rede ist, bis ihr aufging, dass mit dem »trotzdem« ihre Figur gemeint war. Für manche Frauen scheint eine etwas rundere Figur ein Grund zu sein, keinen Spaß mehr am Leben zu haben. Sollen wir uns alle vor die nächste Bahn werfen? Ist eine Moppel-Figur ein Grund für sofortige Depression?

Noch ein Tag:

Ich bin gefragt worden, ob ich beim Promi-Dinner mitmachen will. Etwas, was ich jahrelang abgelehnt habe. Ich möchte nicht zeigen, wie ich lebe, schon weil ich nicht allein lebe und meine Kinder in der Schule vielleicht keine Lust haben, unsere Wohnungseinrichtung zu diskutieren. Diesmal aber soll nicht im eigenen Zuhause gedreht werden, sondern auf Mallorca. Das klingt ganz gut, denke ich. Sonne, gutes Essen und eine feine Gage – was will der Mensch mehr. Ich sage zu, obwohl ich sicherlich keine herausragende Köchin bin. Aber eine gute Esserin, und das ist ja schon mal was.

Als ich höre, mit wem ich gemeinsam beim Promi-Dinner antreten soll, wird mir schnell klar, was Vox bezweckt. Eine Art Mops-Kochduell. Meine Mitkandidaten sind Reiner Calmund, die Wildecker Herzbuben und Maite Kelly. Deutschlands Promi-Moppels. Wie schmeichelhaft. Erstaunlich ist bei diesen Zusammenstellungen immer, dass Männer um einiges mehr wiegen dürfen. Vox nannte die Runde dann auch irre charmant: Elefantenrunde!

Immerhin: Habe trotzdem Spaß gehabt, sehr gut gegessen und mich selten so schlank gefühlt.

Noch ein Tag:

Shoppen in London. Die Engländer sind ähnlich fett wie wir. Aber das Schöne in Großbritannien: Es gibt tatsächlich ein bisschen mehr Auswahl für Frauen jenseits der 42er Zone. Die Engländer scheinen begriffen zu haben, dass auch Moppel sich gerne was anziehen.

Bei Harrods, dem Renommierkaufhaus der Landeshauptstadt überhaupt, suche ich lange nach Größen jenseits der 42. Dann endlich: Sehr weit weg und sehr versteckt eine Abteilung für größere Größen. Im hintersten Winkel. Proportional zum Anteil der Moppel-Bevölkerung extrem wenig, lächerlich wenig Auswahl geradezu, fast so als schäme man sich ein bisschen für das, was man da anbietet.

Im In-Laden Abercrombie eingekauft. Es ist ziemlich dunkel, sehr laut und alles winzig klein. An der Tür steht ein junger Kerl mit nacktem Oberkörper und lässt sich mit Touristinnen fotografieren. Hat einen sehr fein modellierten Waschbrettbauch. Ich überlege kurz, entscheide mich dann aber gegen ein Foto. Die Verkäufer- und Verkäuferinnen heißen hier in diesem Trend-Laden übrigens Modell und müssen ganz bestimmte Anforderungen erfüllen. Groß, schlank und natürlich schön. Ein Kriterium für die Einstellung ist tatsächlich: Wunderschön sein. Außerdem: Kein Nagellack und an den Füßen Flip Flops.

Ich finde ein hübsches T-Shirt und durchforste die vorrätigen Größen: XS, S, M und L. Sieht alles nicht aus, als könnte ich hineinpassen. Also erkundige ich mich kühn nach XL. Die Verkäuferin schaut mich an, als hätte ich gefragt, ob ich ihr hier und jetzt meine Zunge in den Hals stecken oder ihre (übrigens nicht wunderschönen Zehen in Flip Flops) abschlecken darf. »Wir haben kein XL!«, hat sie mit einer Stimme gesagt, die deutlich machte, wie abartig sie allein den Gedanken an XL findet. Kein XL, aber ausreichend XS. Wieso eigentlich? Was ist an XL so verdammt verwerflich? In der Männerabteilung hat man mit XL kein Problem. Für Männer ja – für Frauen nein, wer hat je behauptet, die Welt wäre gerecht?

Noch ein Tag:

Rede mit einer Freundin übers Gewicht. Frage sie – eine sehr schlanke Person mit Traumfigur – ob sie für 100 000 Euro meine Kilos übernehmen würde. Sie verneint. Ich würde für 100 000 Euro noch ein paar nehmen, aber mich fragt ja keiner. Schade.

Noch ein Tag:

Bin bei meiner liebsten Freundin zum Essen. Es gibt wunderbaren Caesar Salad mit einem großen Stück Huhn. Sehr lecker. Ich esse und merke auf einmal, obwohl mein Teller noch nicht leer ist, dass ich satt bin. Ein Stück Huhn ist übrig. Was ist bloß mit mir los? Passiert hier gerade ein Wunder? Meine Freundin ist auch einigermaßen überrascht: »Lass uns schnell ein Foto davon machen!«, schlägt sie vor. Wissend, dass ein solch einmaliges Ereignis für die Nachwelt festgehalten werden sollte.

Noch ein Tag:

Bin immer noch in London. Übernachte im Hotel, schlafe unruhig und träume wildes Zeug: Ich stehe in einem Hotel. Will einchecken. Als ich den Registrierfragebogen ausfülle, gibt es eine neue Kategorie. BMI und Gewicht. Ich bin etwas konsterniert und frage, ob das ein Scherz sein soll. Nein, bekomme ich als Antwort. Ich bin leider in einem Bereich, in dem ich nicht in die normalen Zimmer darf, teilt mir die Empfangsdame mit. Man könne aber gerne auch noch mal nachwiegen. Ich verzichte und will wissen, was das denn jetzt für mich bedeutet. Sie erklärt mir, dass Dicke auf einem gesonderten Stockwerk untergebracht werden. Schließlich bräuchten sie größere Zimmer. Das klingt ja erst mal gar nicht übel. Ich bin zwar bisher auch in »normalen« Zimmern klargekommen, aber gut. Bei der heutigen Größe von Hotelzimmern der durchschnittlichen Kategorie ist ein wenig Mehr an Quadratmetern ja eine tolle Nachricht. Als ich ins Zimmer komme, merke ich schnell, dass die

Größe die einzig gute Nachricht war. Das Zimmer hat, sosehr ich auch suche, keine Minibar. Dafür steht eine Flasche stilles Wasser bereit. Room Service ist für dieses Stockwerk »not available«. Und damit sich der Moppel nicht heimlich Essen mit aufs Zimmer schmuggelt, gibt es einen Food-detector am Stockwerkeingang. So wie am Flughafen. Hat man Essen bei sich, piept es, und man kommt nicht durch die Tür. Mit Essen kein Zugang! Dafür hat mein Zimmer eine größere und festere Klobrille. Frühstück wird in einem gesonderten Raum serviert, steht auf einem Mops-Merkblatt. Man wolle die übrige Kundschaft nicht schon morgens verschrecken. Im Frühstücksangebot: Obst, Low-Fat-Joghurt und Müsli. Abends auf dem Kopfkissen finde ich statt einer Praline einen Reiscracker.

Ich wache auf und bin froh. Ich darf mit allen anderen frühstücken. In einem Raum. Auf den Schreck nehme ich erst mal zwei Eier mit Speck.

Noch ein Tag:

Bekomme eine »Einladung« in eine Art Bootcamp für Moppelpromis. Gemeinsam fit werden und abspecken. Um die Wette. Dschungelcamp, ohne Spinnen, Känguruhoden und Co. Aber mit Rauswählen und garantiert herrlichen Bildern von schweißgebadeten Moppeln, die sich in zu engen Sportklamotten abmühen. Man ist erstaunt darüber, dass ich keine Lust darauf habe.

86

Noch ein Tag:

Werde so langsam komplett wuschig. Ständig neue Meldungen an der Fett-Front. Mal lässt laut »FAZ« Magersucht das Gehirn schrumpfen (dauerhaft übrigens!) (http://www.faz.net/s/Rub268AB64801534CF288DF9 3BB89F2D797/Doc~E5DF9A5CD1127409EB78C9170 24F27CB3~ATpl~Ecommon~Scontent.html), mal heißt es, das Gehirn übergewichtiger Menschen sei auffällig verkleinert. Welch eine grässliche Nachricht steht da im »Spiegel«: Übergewicht lässt das Gehirn schrumpfen und macht es offenbar anfällig für geistigen Niedergang (http://www.spiegel.de/spiegel/0,1518,653489,00. html).

»Entwarnung für Moppel« durfte man hingegen im »Focus« lesen (http://www.focus.de/gesundheit/ernaehr ung/gesundessen/tid-13578/uebergewicht-entwarnung-fuer-moppel_aid_377537.html): Forscher der Mayo Clinic in Minnesota haben in einer großen Studie festgestellt, dass ein normaler BMI keinen Vorteil für ein langes Leben darstellt.

»Als sie die Daten von 250 000 Patienten auswerteten, kamen die Forscher zu dem überraschenden Ergebnis, dass Probanden mit leichtem Übergewicht sogar seltener an Herz-Kreislauf-Erkrankungen starben.«

Gerade will man als Moppel ein bisschen durchatmen, da liest man auf »Spiegel Online«, Wissenschaftler wollen durch eine zwanzigjährige Studie mit Rhesusaffen herausgefunden haben:

»Rhesusaffen, die eine Schmalhans-Kost von etwa 30 Prozent weniger Kalorien bekamen, hatten im Vergleich zu ihren All-you-can-eat-Kollegen nicht einmal die Hälfte an Tumor- und Kreislauf-Erkrankungen. Der bei dieser Primatenart häufig vorkommende Diabetes blieb bei den Tieren unter Kalorienkontrolle völlig aus.

›Bisher sehen wir eine komplette Diabetes-Prävention‹, freute sich Weinbruch.

Auch auf das Hirn wirkt sich die sparsame Ernährung offenbar positiv aus. Der an der Studie beteiligte US-Neurowissenschaftler Sterling Johnson sagte, dass die kalorienarme Ernährung einige, aber nicht alle Hirnregionen von dem altersüblichen Verlust von Nervenzellen verschont.

An der Untersuchung waren über die Jahre hinweg insgesamt 76 Affen beteiligt. Alle bekamen den Autoren zufolge die gleiche Kost. Der Unterschied lag lediglich darin, dass eine Gruppe ihre Portionen zugeteilt bekam, während die andere sich nach Belieben den Magen füllen konnte. Am Ende der Studie lebten noch 80 Prozent der Affen mit begrenzter Kost. Von den schlemmenden Kumpanen war nur noch jeder Zweite übrig.« (http://www. spiegel.de/wissenschaft/mensch/0,1518,635460,00. html)

Mal abgesehen davon, welchen Lebensstil man lieber hätte und ob zusätzliche Jahre jeden Preis rechtfertigen, kann man generell ja mal fragen: Was stimmt denn nun eigentlich? Wem sollen wir glauben? Wer hat recht?

Was will ich Ihnen mit dieser sicherlich kleinen Auswahl an Studien zeigen? Es gibt immer noch eine Studie. Und noch eine. Und noch eine …

Noch ein Tag:

Ich fahre durch die Stadt. Genauer gesagt durch Frankfurt. Bin auf dem Heimweg von einem Interview zum Thema »Fett und die Folgen!« Halte an der Ampel, und dann sehe ich es. Vor mir steht ein Auto. Das allein ist nichts Besonderes in einer Großstadt. Aber das Nummernschild: F-AT! O mein Gott! Ist das eine Botschaft? Ein zarter Hinweis? Kann ich dem Fett nicht mal auf der Straße entkommen? Wäre das nicht das passende Nummernschild für mich, damit jeder gleich Bescheid weiß? Hat sich die Fahrerin die Nummer gewünscht oder einfach bekommen? Fragen über Fragen. Zum Glück biegt F-AT ab. Uff.

Dünn – die neue Religion

Ich wollte schlank sein. Ich wollte in jeden beliebigen Klamottenladen der Republik gehen können, ohne angeschaut zu werden wie ein Elefant, der sich in ein Meerschweinchengehege verlaufen hat. Aber ich wollte auch schon mal eine Wimpern-Dauerwelle, einen elektrischen Nagellack-Trockner und, als ich 17 war, Klaus. Von Klaus, der Wimpern-Lockenschere und dem elektrischen Nagellack-Trockner konnte ich mich nach einer ziemlichen kurzen Weile leichten Herzens verabschieden. Sie hatten sich im Praxistest nicht bewährt. Übrigens alle aus denselben Gründen: zu kompliziert. Das ließe sich im Prinzip auch von der Idee sagen, meine Zelte dauerhaft in Konfektionsgröße 38 oder sogar 36 aufschlagen zu wollen. Ich weiß, wovon ich rede, ich habe es schließlich probiert. Aber im Unterschied zur Wimpernwelle, zum Nagellacktrockner, zu Klaus und zu so ziemlich jedem anderen Blödsinn, den man als Frau machen kann, liegt die Entscheidung darüber, welche Figur die beste für uns ist, längst nicht mehr dort, wo sie eigentlich hingehört: bei uns.

Wie ein Friteusenbrand hat sich in den letzten Jahren in unserer Gesellschaft die Vorstellung verbreitet, dass Frauen gefälligst dünn sein sollten. Sehr dünn. Um nicht zu sagen so dünn, dass man mit ihnen Mikado spielen könnte. Als jemand, mit dem allenfalls ein Kegelabend möglich wäre, könnte man sich natürlich sagen: »Mir doch egal! Ich finde, ›Cheerleader‹ ist für eine Frau über 40 ohnehin ein problematischer Berufswunsch, und die Aussicht, im Handschuhfach jedes x-beliebigen Sportwagens mitfahren zu können, ist für mich nicht berauschend. Ich sitze nämlich lieber selbst am Steuer.« Hätte der Zwang zum Dünnsein nicht mittlerweile eine Größenordnung angenommen, die eigentlich schon die Beschäftigung eines Sektenbeauftragten rechtfertigen würde.

Dünnsein ist so etwas wie eine Religion geworden. Mit allem, was dazugehört: Erlöser, Dogmatismus, Missionare, Teufel, Hölle, Sünde, Versuchung, Absolution, Buße und Selbstgeißelungen: »Ach, lieber keinen Kuchen, ich bin eh schon zu dick.« Eine Religion, gegen deren Strenge sich der Katholizismus so freizügig ausnimmt wie die Kommune 1. Einfach so mal eben zum Amtsgericht gehen und seinen Austritt erklären, ist nahezu unmöglich. Wir dürfen zwar heutzutage beinahe alles sein, sogar Kanzler. Bei der Figur hört die schöne Sache mit der Selbstbestimmung allerdings auf. Da sollen wir es idealerweise mit Barbie halten. Die konnte in ihrem fünfzigjährigen Leben schon so ziemlich jeden Beruf ergreifen: Chirurgin, Astronautin, Soldatin, UNICEF-Botschafterin – bloß eines durfte sie nie sein: Normalgewichtig. Forscher haben herausgefunden, dass man mit einem derart flachen Bauch und einer solch schmalen Taille voraussichtlich nicht mal atmen könnte und die meisten inneren Organe sich wegen Platzmangels einen Zweitwohnsitz suchen müssten. Das sollte einem zu denken geben, hätten Vernunft und Realitätstüchtigkeit beim Streben nach Dünnsein nicht Einreiseverbot. Stattdessen regiert der kategorische Imperativ »Du *sollst* dünn sein!« Überall. Auf Plakatwänden, in den Modemagazinen, in der Musik, in Filmen, in der Werbung, in der Gesundheitspolitik. »Dünnsein«, schreibt die britische Therapeutin und Autorin Susie Orbach in ihrem jüngsten Buch, ist so etwas wie unsere »visuelle Fahrstuhlmusik« – es ist überall ganz nahe und gleichzeitig sehr weit von uns entfernt. So weit, dass die meisten von uns sich erst einmal »vier Monate Cholera« in ihren Terminkalender eintragen müssten, um auch nur in Sichtweite jener Figuren zu kommen, die uns da als Role-Models vorgeführt werden. Wir sprechen ja nicht von Größe 42 oder wenigstens 40. Sondern von Magerkeit. Noch vor dreißig Jahren wogen Mannequins etwa lediglich acht Prozent weniger als unsereins, heute beträgt die Differenz 25 Prozent. Nicht nur die Models, auch die Identifikationsfiguren auf der Leinwand präsentieren sich so dürr, als hätten sie das letzte halbe Jahr in einem somalischen Notstandsgebiet verbracht. Selbst die Schaufensterpuppen haben abgespeckt. Finnische Forscher berechneten kürzlich den »Fettanteil« der Kleiderständer und stellten fest: noch bis 1950 entsprach er der einer gesunden Frau, danach sank er kontinuierlich. Bei den heutigen Puppen, so die Finnen, liegt er so niedrig, dass keinerlei normale Körperfunktionen mehr möglich wären. Es sei denn, man zählt das Tragen von Size-Zero-Klamotten wie Atmen zu den Lebensäußerungen. Bei Frauen ist das offenbar so. Sie glauben gern, und zwar:

1. Dünnsein ist das Paradies.
2. Dünnsein ist besser als Dicksein.
3. Wer nicht dünn sein will, ist nicht gut.
4. Dicke sind böse.
5. Das Böse ist dick.
6. Wer nicht dünn sein will, kommt in die Hölle und muss sein Leben lang bei Ulla Popken einkaufen.

Das Böse is(s)t immer und überall

Der Teufel existiert. Allerdings hat »der große Drache,
die uralte Schlange, die Widerwirker und Satan heißt«
längst etwas erfahren, was die MTV-Generation ein Sty-
lish-Makeover nennt. Statt mit Pferdefuß, Pelz, Mundgeruch und einer Modern-Talking-CD-Sammlung präsentiert sich der Leibhaftige heute vor allem in Gestalt
von Nahrungsmitteln. Auf Tellern, in Töpfen, Flaschen.
Er verbirgt sich in harmlosen Eisbechern und in Brat-
würsten. Kurz: Was dem Arachnophobiker die Spinne,
das ist für viele heutzutage die Aussicht auf ein Gramm
zu viel. Der blanke Horror. Vor allem Fett und Kohle-
hydrate haben in unserer Gesellschaft mittlerweile noch
weniger Freunde als Bin Laden, und manche figurbe-
wusste Frau würde wahrscheinlich lieber einen mordlus-
tigen Pitbull bei sich beherbergen als einen Kühlschrank
voller Leckereien. Der würde sie anders als Pralinen,
Pasta, Pizza, Pudding wenigstens nicht in Versuchung
führen. Und so wäre immerhin ihr Body-Mass-Index in
Sicherheit. Essen, ohne auf die Kalorien zu achten, ist
nämlich das Allerschlimmste. Es sorgt dafür, dass wir
uns irgendwann auf der anderen Seite des Gartenzauns
wiederfinden, dort wo jene zu Hause sind, die als un-
diszipliniert, faul, hässlich gelten und denen man unterstellt, kaum mehr Rückrat zu besitzen als eine gekochte
Garnele. Deshalb wird mit einer Präzision, mit der man
normalerweise Herzen verpflanzt, jedes noch so kleine

Stück Fett aus Schnitzel und Schinken herausoperiert, ist »Fettaugenzählen« und »Kohlehydratenausdemweggehen« für Frauen, was die Bundesliga für Männer: eine Leidenschaft. Ganze Lebensmittelgruppen werden mittlerweile ausgegrenzt.

»Fatphobia« nennt man in den USA diese tief sitzende Abscheu nicht nur gegen alles, was dick macht, sondern auch gegen jeden, der als übergewichtig gilt. So war es auch nicht die Analphabetenrate – in den USA können 44 Millionen Menschen nicht mal genug lesen, um ein Formular auszufüllen – oder das marode Gesundheitssystem, das den ehemaligen amerikanischen Präsidenten George W. Bush mit tiefer Sorge um sein Volk erfüllte. Es war das Fett. Er sprach 2002 vom »War on Fat«, und sein damaliger oberster Gesundheitsbeauftragter Richard Carmona bezeichnete das vermeintliche Übergewicht der Amerikaner als »Terror im Inneren«, der »schlimmer sei als die Anschläge vom 11. September 2001« (Friedrich Schorb: Dick, doof und arm? München 2009, S. 19). Und damit ist er nicht allein. So schreibt etwa Amanda Platell, Kolumnistin der »Daily Mail«: »Ich finde dicke Menschen reizlos in so ziemlich jeder Hinsicht. Sie sind unattraktiv, sie führen ein ungesundes Leben, sie beanspruchen zu viel Platz in den öffentlichen Verkehrsmitteln, und (vor allem anderen) sie strapazieren nicht nur ihre Kleidung, sondern auch das Gesundheitssystem. Das Geheimnis ihrer Größe? Ihr maßloser Appetit, ihr Mangel an Selbstkontrolle und Selbstrespekt.«

»Fettismus« nennt die britische Aktivistin Vicki Swinden solcherlei diskriminierenden Zuschreibungen aufgrund von äußeren Merkmalen, analog zur Rassismusdebatte. Und die betrifft vor allem Frauen. Männer benötigen erst mal einen BMI ab 35, so eine amerikanische Studie, um sich für solcherlei Häme überhaupt zu qualifizieren. Frauen dagegen genügt schon ein BMI ab

27, um mit ähnlicher Anteilnahme betrachtet zu werden wie eine Hochschwangere, die sich gerade eine Heroin-Nadel setzt.

Im Unterschied zu anderen Merkmalen wie Geschlecht, Hautfarbe, Alter gilt Gewicht irrtümlich als eine Angelegenheit, die jeder selbst steuern kann. Man kann ja abnehmen, so die Annahme. Wer das nicht tut, offenbart, dass er schwach sein muss, weil er den Versuchungen nicht widerstanden hat. Es ist, als würde man ein Transparent mit sich herumtragen: »Ich habe gesündigt!« Nur dass keiner kommt und sagt: »Der Herr hat dir die Sünden vergeben. Geh hin in Frieden!« Es gibt keine Gnade. Jedes Extra-Pfund zieht einen langen Schwefelschweif an Gehässigkeiten und Vorurteilen hinter sich her.

Als etwa die amerikanische Sängerin Jessica Simpson ein paar Kilo zugenommen hatte – und wir sprechen hier allenfalls von einer Konfektionsgröße 38 – war das in den USA eine regelrechte Staatsaffäre, die sogar Obama aus den Schlagzeilen vertrieb. »Ist Jessica schwanger oder bloß fett?«, fragte man sich und titelte »Jumbo-Jessica«. Der Sender Fox zeigte in Zusammenarbeit mit Burger King einen Clip, in dem sich ein Footballspieler der Dallas Cowboys bei einem anderen erkundigte, ob Jessica Simpson in der Nähe sei – man brauche noch einen Verteidiger. Die wiegen in der Regel so um die 122 Kilo. Fox entschuldigte sich später dafür. Aber das war nur ein Tropfen in einem Häme-Ozean. »Seit wann hat das Gewicht einer Frau Nachrichtenwert«, fragte Jessicas jüngere Schwester Ashlee in einem Internet-Blog – zugegeben – etwas naiv. Und sie wies auf etwas hin, das eigentlich so selbstverständlich sein sollte wie der tägliche Sonnenaufgang: »Frauen haben nun mal unterschiedliche Formen.« Sie bezweifle, ob Reporter so auch über ihre Mütter, Schwester, Töchter oder Freundinnen schreiben würden. »Und wie sollen Teenager sich selbst lieben und respektieren, wenn unsere Gesellschaft Frauen mit Größe M kritisiert?«

Möglicherweise sollen sich Teenager gar nicht selbst lieben. Jedenfalls nicht einfach so. Vielleicht wird an den Promis nur jenes Exempel statuiert, das signalisiert: Frauen werden allein über ihre Figur definiert. Und wehe derjenigen, die sich die Freiheit nimmt, noch auf andere Qualitäten hinzuweisen. »Body-Bullying« nennt man den Staaten diese Hatz auf jeden Promi, der es wagt, sich mit dem Fluchthelfer »Essen« unerlaubt aus der Magertruppe zu entfernen. Welches Ausmaß das annehmen kann, zeigen allein die 800 000 Nennungen bei Google, gibt man »Jessica Simpson« und »Body-Bullying« als Suchworte ein.

Ähnliches musste die Schauspielerin Jennifer Love Hewitt wegen eines Bikini-Fotos, auf dem sie einmal nicht aussah wie eine Röntgenaufnahme, über sich ergehen lassen. Die ganz großen Geschütze aber werden regelmäßig bei Kirstie Alley aufgefahren. Die Schauspielerin ist sozusagen eine »Body-Bullying«-Veteranin. Nachdem sie 2006 in ihrer Reality-TV-Sendung »Fat Actress« 34 Kilo abgenommen hatte, schlug der Jo-Jo-Effekt zu. Nach nur drei Jahren hat sie wieder 42 Kilo zugenommen. In der Oprah-Winfrey-Show sagte sie, ihr Fehler sei gewesen, das heimische Fitness-Studio in ein Esszimmer umgebaut zu haben. »Danach wurde ich nachlässig.« Und ein Thema bei so ziemlich jedem Dickenwitz im amerikanischen Fernsehen. So sagte Jay Leno in seiner Talkshow, die Sicherheitslage bei der Amtseinführung von Barack Obama sei eine Zerreißprobe gewesen, so wie Kirstie Alley in Spandex-Hosen. Im Internet meinte jemand, »nehmen Sie keine Ratschläge von jemandem an, der so breit ist wie ein Geländewagen«, weil Kirstie Alley nach ihrer ersten Diät zur Repräsentantin für ein

96

Ernährungsprogramm wurde. In einer amerikanischen Nachrichtensendung kommentierte eine superschlanke Moderatorin mit geheucheltem Mitleid: »Das muss das allerschlimmste Gefühl der Welt sein, auf die Waage zu gehen und all die Pfunde wiederzusehen, die man schon längst verabschiedet hatte.«

Eigentlich sollte der Titel »schlimmstes Gefühl der Welt« für andere Ereignisse exklusiv reserviert sein: Krebsdiagnosen, Autounfälle, Wohnungsbrände, Verlust eines geliebten Menschen, wenn man gefeuert wird und nicht mehr weiß, wovon man seine Familie ernähren soll. Aber in einem Kosmos, in dem Frauen allein an ihrem Äußeren gemessen werden, ist vermutlich schon ein abgebrochener Fingernagel ein Grund für eine Depression. Da hilft auch der Zuspruch im Internet wenig: »Es ist rüde, hässlich, schwachsinnig, so über eine talentierte, schöne Frau herzuziehen.«

Es stimmt gerade beim Thema ›Gewicht‹, was Paul Sartre einmal meinte: »Die Hölle, das sind die anderen.« Angeführt von den Boulevardblättern, die wie etwa die »Bunte« die Suche nach dem Haar in der Suppe, respektive dem »Bäuchlein« am Promi zu einer Art Breitensport gemacht hat. Penelope Cruz, Pamela Anderson, Halle Berry, Eva Longoria – sie alle sind schon unterm Bäuchlein-Mikroskop gelandet, flankiert von der immer gleichen Frage: »Burger oder Baby?« – die Variante »normal gegessen« oder »Frauen sind eben so« existiert praktisch nicht. Frauen sind entweder wahnsinnig dünn, schwanger oder speckig. Dazwischen gibt es nichts. Die »Bäuchlein-Suche« ist die moderne Version des Hexentests, mit dem die Inquisitoren des Mittelalters arbeiteten: »Hexe ins Wasser werfen, wenn sie ertrinkt, ist sie unschuldig, wenn nicht, muss man sie leider verbrennen.« Nur dass man sich die Sache mit dem Wasser heute sparen kann.

Frauen klagen sich nach der Devise »lieber tue ich es selbst, bevor es ein anderer tut« praktischerweise gleich selbst an, mit dem Teufel im Pakt gewesen zu sein. Daheim, im Freundinnenkreis, beim Ortsgruppentreffen der WeightWatchers oder am besten vor der Weltöffentlichkeit. Oprah Winfrey etwa rechtfertigte sich erst kürzlich dafür, wieder 19 Kilo zugenommen zu haben, nachdem sie ihr Gewicht in einem jahrelangen Kampf auf knapp 70 Kilo gedrückt hatte. Sie sagte, sie schäme sich, schuld aber sei – wenigstens teilweise – ihre Schilddrüse. 1988 noch hatte eine extrem schlanke Winfrey eine ihrer Shows damit eröffnet, dass sie eine Schubkarre mit 30 Kilo Fett, so viel hatte sie mit einer Protein-Diät abgenommen, in das Fernsehstudio fuhr. Vier Jahre später wog sie dann wieder 107 Kilo, um bis 2005 dieselben 30 Kilo noch mal abzunehmen. Mit Hilfe von Bob Greene, ihrem Personal-Trainer und Diät-Guru. 2008 nahm sie dann wieder zu. Unter anderem auch wegen – wie sie sagt – gesundheitlicher Probleme wie Schlaflosigkeit, und sie habe starkes Herzklopfen gehabt, wenn sie Sport machte. »Ich entwickelte eine regelrechte Angst davor.«

Okay, das sind vielleicht mildernde Umstände für eine Gewichtszunahme. Aber nicht dafür, sich als eine der mächtigsten Frauen der Welt mit einem geschätzten Privatvermögen von 1,2 Milliarden Dollar öffentlich darüber grämen zu müssen, ein paar Kilo zugelegt zu haben. Und »am Boden zerstört« zu sein, weil sie sich während eines Interviews mit Tina Turner und Cher in Las Vegas »wie eine fette Kuh« gefühlt habe (http:// women.timesonline.co.uk/tol/life_and_style/women/ article5316681.ece).

Hat man jemals die Vorstände globaler Unternehmen vor einem Mikrophon öffentlich über ihre Plauze greinen sehen? Oder wenigstens über die Billionen, die sie in den letzten Jahren versenkt haben? Vermutlich hätten sie es gern getan, wären die Weltvorräte an Reue und nicht schon von Frauen aufgebraucht, die sich über ein paar Pfund mehr so grämen, als trügen sie die Schuld am Nahostkonflikt, an der Klimaerwärmung, am Robbensterben und auch noch daran, dass Guido Westerwelle Außenminister wurde.

Das Diktat zum Dünnsein kennt kein Pardon. Erwischt es einen beim Sündigen, sitzt nicht bloß eine Tüte Gummibärchen auf der Anklagebank, sondern immer gleich die ganze Frau: ihr Charakter, ihr Aussehen, ihre Liebenswürdigkeit. »Unsere gesamte Kultur hat sich dieser Obsession vollends verschrieben«, so noch einmal Susie Orbach, »der Körper als Selbstzweck rückt immer mehr in den Vordergrund.« (»Welt« vom 14. Oktober 2009). Eine Entwicklung, die noch befeuert wird von einer Behauptung, die Mediziner und Medien mit der Unverdrossenheit von Shopping-Kanälen predigen: Es sei einfach gesünder, dünn zu sein. Fett ist für die Gesellschaft mittlerweile dasselbe wie der Kartoffelkäfer für die Landwirtschaft. Kein Wunder, wenn man sich als Moppel in einem Café so fühlt, als hätte man »einmal Säugling, bitte medium!« geordert, bloß weil man sich ein Stück Kuchen mit Sahne servieren lässt. Und wenn der »Kreuzzug gegen Fette«, so der Titel eines Buches, weiterhin so an Fahrt gewinnt wie in den letzten Jahren, wird einem die Bedienung nach der Bestellung von einem Schnitzel mit Bratkartoffeln sagen: »Tut mir leid, Frau Fröhlich, aber so wie Sie aussehen, darf ich Ihnen höchsten ein Blatt Salat servieren. Ohne Dressing. Und übrigens: Unsere Fitness-Räume sind da hinten. Wenn ich bitten darf! Bevor Sie hier eine Cola bekommen, müssen Sie erst mal eine halbe Stunde auf den Stepper.«

Dick ist die Hölle

Dicksein ist ungesund. So der zweite Glaubenssatz der Religion des Dünnseins. Wer heute ein paar Pfunde mehr mit sich herumträgt, als von den Aposteln des Dünnseins vorgesehen, hindert die Fluggesellschaften ja nicht nur daran, noch mehr Menschen auf noch weniger Platz unterzubringen. Es bringt angeblich auch unser Gesundheitssystem an den Rand der Leistungsfähigkeit. Nein, es sind nicht die Bezüge der Krankenkassen-Vorstände, die – so die »FAZ« – bis zu 242 000 Euro im Jahr erreichen. Es sind die Dicken, die die Kassen und damit die Allgemeinheit belasten. In Deutschland schlage starkes Übergewicht in den direkten Kosten des Gesundheitssystems mit jährlich umgerechnet rund 27 Euro pro Kopf zu Buche, berichtete die Weltgesundheitsorganisation schon 2006.

Dicksein führt aber nicht bloß zu zahlreichen Krankheiten. Es ist selbst schon eine Krankheit. Und zwar eine, die sich angeblich schneller verbreitet als die Schweinegrippe. Nach Schätzungen gilt heute jeder zweite Bundesbürger als übergewichtig, jeder fünfte als krankhaft fettleibig. Laut einer Studie des Robert-Koch-Instituts werden in Deutschland bald ähnliche Verhältnisse erwartet wie in den USA, wo angeblich nur noch ein Drittel der Bevölkerung normalgewichtig ist. Übergewicht bei Kindern im Alter von 0 bis 17 Jahren sei seit den 90er Jahren hierzulande um nicht weniger

100

als 50 Prozent gestiegen, heißt es. Fast zwei Millionen Mädchen und Jungen in Deutschland sind demnach zu dick und haben sich damit als Teilnehmer an einer – vermeintlich – globalen Krise qualifiziert.

Nach Schätzungen des amerikanischen Agrar-Ökonomen Barry Popkin gibt es etwa eine Milliarde Übergewichtige weltweit. Wenn das kein Grund ist, das Dünnsein mit Inbrunst anzubeten? Wäre es – hätte die Theorie von der Schlankheit als Gesundbrunnen in letzter Zeit von der Realität nicht ein paar empfindliche Nierenhaken einstecken müssen. So nimmt wenigstens eins erfolgreich ab: Die wissenschaftliche Grundlage für die Behauptung, dass nur die Dünnen überleben.

Entgegen früherer Annahmen, verkürzt einem ein Body-Mass-Index zwischen 25 und 29,9 nicht das Leben, so das Ergebnis einer Auswertung von 42 Studien zu dem Thema, die das Team um die Hamburger Gesundheitswissenschaftlerin Ingrid Mühlhauser kürzlich vornahm. Im Gegenteil. Im November 2007 erklärte das amerikanische National Institute (NCI) und die Centers of Desease Control (CDC), dass leichtes Übergewicht die Sterblichkeitsrate sogar senke. Die Gesundheitsdaten von zwei Millionen US-Bürgern wurden dafür ausgewertet. »Die Sterblichkeit war bei Untergewicht und Fettleibigkeit erhöht«, sagt die Forschungsleiterin Katherine Flegal vom CDC. »Unter Übergewichtigen gab es hingegen deutlich weniger Todesfälle als unter Normalgewichtigen.« Zu den zahlreichen Krankheiten, die bei Moppeln seltener auftraten, gehören Parkinson, Lungenkrebs und Alzheimer. (»Welt« vom 14. Oktober 2009). Selbst bei den vielbeschworenen Herz-Kreislauf-Erkrankungen erweisen sich Übergewichtige nicht als die Landminen des Gesundheitssystems, als die sie immer ausgegeben werden. Nach Auswertung von 40 Forschungsarbeiten mit Daten von insgesamt 250 000 Patienten, so eine Veröffentlichung in der Medizinzeitschrift »Lancet« (2006. Nr. 368, S. 666 bis 678), sind Übergewichtige nicht nur gesünder. Sie sterben auch seltener an Herz-Kreislauf-Erkrankungen. Dagegen sollten es eher die Schlanken sein, die im Durchschnitt früher sterben als die Dicken. Unter anderem auch deshalb – so wird vermutet – weil ein Moppel im Falle einer schlimmen Erkrankung mehr hat, von dem er zehren kann. Besonders im Alter gelte, so Udo Pollmer und Dr. Monika Niehaus in ihrem Buch »Wer gesund isst, stirbt früher« (München 2008, S. 45): »Je weniger Reserven ein alter Mensch hat, desto größer das Risiko, eine ernstliche Erkrankung nicht mehr zu überleben.«

Eine Studie der Johns Hopkins University in Baltimore mit schwarzen Frauen belegte zudem, dass man statisch gesehen sein Leben erst bei einem BMI von 37 um ein Jahr verkürzt. Viel lebensgefährlicher ist heutzutage allein der Gedanke an so einen Wert. So antworteten junge amerikanische Paare bei einer Befragung zu 75 Prozent mit »Ja«, als man wissen wollte, ob sie ihr Kind abtreiben würden, wenn es eine fünfzigprozentige Wahrscheinlichkeit hätte, dick zu werden. Dabei ist selbst das Fundament dieser Hysterie, die Bewertung, wo eigentlich »Übergewicht« beginnt und also das »Normalgewicht« aufhört, ins Wanken geraten: der Body-Mass-Index.

Die Formel (Gewicht geteilt durch Größe in Metern hoch zwei) nach der man berechnen kann, ob das Leben noch lebenswert ist, wurde von dem belgischen Statistiker Adolphe Quételet (1796–1874) entwickelt. Er suchte eine Maßeinheit für den Durchschnittsmenschen – ohne dabei auch nur im Entferntesten daran zu denken, dass sich seine Berechnungen einmal zum Schlagstock der Diät-Polizei auswachsen würde. Erst mal war ja auch Ruhe. Der BMI tauchte erst 1972 in einem Artikel von

Ancel Keys wieder auf, der sie als Instrument von statistischen Vergleichen empfahl. Danach diente der BMI den US-amerikanischen Lebensversicherern als kalkulatorische Größe, um Übergewicht als zusätzliches Risiko bei den »life insurances« zu berücksichtigen. Anfang der achtziger Jahre übernahm schließlich die WHO den BMI als Instrument und legte 1997 in einer Konferenz Grenzwerte fest. Seitdem gilt ein BMI kleiner als 18,5 als Untergewicht, einer zwischen 18,5 und 25 als Normalgewicht, einer über 25 als Übergewicht und einer über 30 als krankhaft fett.

1998 entschloss sich das US-amerikanische Gesundheitsinstitut (NIH) dazu, die WHO-Grenzwerte zu übernehmen. Die USA hatten zuvor auf eigener Datenbasis weniger strenge Grenzwerte festgelegt. Frauen galten dort zuvor erst ab einem BMI ab 27,8 als übergewichtig und ab einem BMI von 32,3 als adipös. Die Werte für Männer lagen bei 27,3, respektive 31,1. »So wurden«, schreibt der Soziologe Friedrich Schorb (Dick, doof und arm, S. 22) »mehr als 35 Millionen US-Amerikaner übergewichtig und das, ohne ein Gramm zugelegt zu haben.« Dr. Linda Bacon, Professorin und Ernährungsspezialistin, liefert in ihrem Buch »Health at Every Size: The Surprising Truth about Your Weight« (Benbella Books 2009) die Hintergründe für die Entscheidung, die Grenzwerte nach unten zu setzen. Mindestens sieben von neun Mitgliedern in dem verantwortlichen Gremium seien Direktoren von Diätkliniken gewesen, die meisten hätten mehrfache finanzielle Verbindungen zur Privatwirtschaft gehabt. (www.lindabacon.org) Wer weiß, dass kaum etwas teurer ist, als sich das Essen zu sparen – 160 Euro kostet im Durchschnitt jedes Kilo, das in Deutschland abgenommen wird –, kann sich das hübsche Sümmchen vorstellen, das zusammenkommt, wenn plötzlich Millionen Menschen von jetzt auf gleich dringend geraten wird, abzunehmen. Aus gesundheitlichen Gründen natürlich!

Ja, ja, und wenn alle Chinesen auf einmal hüpfen, gerät die Erde aus ihrer Laufbahn. Man braucht allerdings nicht zwingend ein Fan von Verschwörungstheorien zu sein, um sich mit der Idee anzufreunden, dass ein BMI zwischen 19 und 30 bisweilen nicht mehr über unsere Gesundheit und unsere Optik aussagt als das Tageshoroskop vom Robbie Williams. Ein bisschen Verstand, kaum mehr, als man benötigt, um einen Lichtschalter zu bedienen, tut es auch. Der BMI gibt ja keinerlei Auskunft über die Fett-Muskelverteilung. Und da Muskeln bekanntlich schwerer sind als Fett, kommt man gerade als durchtrainierter Mensch schneller in die BMI-Vorhölle als jemand, der praktisch die Hälfte seines Lebens auf dem Sofa verbringt. »Nach dieser neuen Klassifizierung werden viele Sportstars, Leute, die von Berufs wegen fit und gesund sind, als übergewichtig eingestuft«, so Crystal Renn (Hungry, München 2009, S. 159). Dwayne »The Rock Johnson«, ein amerikanischer Schauspieler und Wrestler, müsste demnach ebenso in die Kategorie »adipös« fallen wie Arnold Schwarzenegger. Selbst der frühere Präsident Bush, der vermutlich dümmste (»Reden führt zu unklaren, undeutlichen Dingen«), mit Sicherheit aber einer der fittesten Präsidenten, den die USA je hatte, wäre mit einem BMI von 26 noch leicht übergewichtig. Ganz zu schweigen von George Clooney, dem Frauenliebling schlechthin. Mit einem BMI von 29 hätte er laut Gewichts-Polizei in unseren Phantasien kaum mehr zu suchen als ein vietnamesisches Hängebauchschwein. Ebenso wie Tom Cruise (BMI 31), Mel Gibson (BMI 32) und Sylvester Stallone (BMI 34).

Dünnsein ist das Paradies

»Ja, aber dünn sieht doch viel besser aus!« Besonders wenn es so verführerisch mager über die Laufstege und roten Teppiche der Glamourwelt stakst. In den USA heißt es längst schon, dass Dünnsein das neue Schwarz sei: modisch, cool, hinreißend. Sowenig ein gläubiger Katholik die Sache mit der Jungfrauengeburt, dem brennenden Busch oder dem Zölibat hinterfragt – »Warum eigentlich kein Sex? Sind wir Amöben?« –, sowenig hinterfragen wir, was uns da als Generalschlüssel für Glück, Bestätigung oder wenigstens für das befriedigende Gefühl, als Frau alles richtig gemacht zu haben, präsentiert wird. Wir akzeptieren einfach, dass es für Frauen so ist und sich unsere Existenz nicht etwa an Hochschulabschlüssen oder beruflicher Position bemisst, sondern bloß an der Frage: Wie viel wiegt sie eigentlich? So stellte Kelly Osbourne kürzlich erstaunt fest: »Plötzlich mögen mich alle, weil ich zwölf Kilo abgenommen habe. Warum? War ich vorher vielleicht eine Hexe?« Und die amerikanische Komödiantin Tina Fey erzählte, dass sie erst so richtig berühmt wurde, nachdem sie etwa zehn Kilo abgenommen hatte. Bestätigungen für das Gerücht, dass es egal ist, welche großartigen Talente in einer Konfektionsgröße 44 schlummern, ohne die richtige Form bleiben sie leider dort, wo sie sind: Irgendwo weit hinter dem Bauchweghöschen.

Deshalb lohnt es sich allemal, durch die Vorhölle von

Glyx-, New-York-, Brigitte-, Blutgruppen-, Atkins-, Hollywood- oder Montignac-Diät zu gehen, um nur ein paar von den insgesamt 6042 vermeintlichen Pfaden zum Paradies zu nennen, die allein Amazon aufführt, gibt man als Suchwort ›Diät‹ ein. Ja, wir glauben an die Wiedergeburt, an eine, die uns als neuer, weil schlanker Mensch auf die Welt bringt, dem alles gelingen wird, sobald er nur seinen imaginären Fett-Kokon abgestreift hat. Wie man so weit kommt, predigen uns die, die es vermeintlich geschafft haben. Sie versprechen allein durch konsequente Selbstkasteiung eine höhere Daseinsform, eine, bei der man sich so weit von allem Menschlichen entfernt hat, dass man nicht mal mehr ans Essen denkt.

So wie Rachel Zoe. Die amerikanischen In-Stylistin ist so etwas wie die Mager-Göttin des Show-Biz und arbeitet offenbar eng mit einem Magen-Darm-Virus zusammen. Jedenfalls kehren Stars wie Lindsay Lohan, Liv Tyler, Keira Knightly nach Zoe-Überarbeitung regelmäßig so ausgemergelt in die Paparazzi-Manege zurück, als könnten sie sich nicht mal mehr daran erinnern, wann sie das letzte Mal gegessen haben. Mit übergroßen Sonnenbrillen und XXL-Taschen, damit man das bisschen Frau, das übrig bleibt, nicht mit einem Chihuahua verwechselt. Sie haben offenbar die höchste Stufe im Schlankheits-Karmarad erreicht und sich völlig von Nahrungsmitteln emanzipiert. So war über Rachel Zoe zu lesen, sie sei manchmal so beschäftigt, dass sie erst gegen Abend realisiere, nur »eine Grapefruit und etwas Kaffee« zu sich genommen zu haben.

Vermutlich ist sie wie die Mitglieder der »Breatharianisten« ganz auf ›Lichtnahrung‹ umgestiegen und hat so die »Meisterschaft« über ihren »psychischen, emotionalen und mentalen Körper« erlangt und damit die Lizenz zum Tragen einer Victoria-Beckham-Jeans. Vorreiterin dieser Art von Selbstmord ist übrigens die Australierin

Ellen Greve, unter dem spirituellen Namen Jasmuheen »Duft der Ewigkeit« bekannt. Man könnte es auch mit »Grabgeruch« übersetzen. Mindestens drei Anhängern soll dieser Weg zur Erleuchtung bereits zum tödlichen Verhängnis geworden sein. Selbstredend würden wir so einen Quatsch nicht mitmachen. Wir würden sagen, die Behauptung von Ellen Greve, bloß vom Lichtverzehr zu leben, gehöre eindeutig in das Reich jener Legenden, in denen auch Bambi und die Sieben Zwerge zu Hause sind. Umgekehrt aber glauben wir den »Zoebets« dieser Welt, dass sie ihre Magerformen erstens ganz nebenbei – beinahe unbeabsichtigt – halten und zweitens, dass das Leben erst ab Konfektionsgröße 34 so richtig beginnt. Und 32 oder gar 30 so etwas wie der informelle weibliche Nobelpreis ist. Übrigens der einzige, den Frauen vergeben. Danach kommen nur noch Goldmedaillen – etwa für die besten selbstgebackenen Muffins an einem Tag der offenen Tür in der Grundschule oder selbst ausgerichtete Kindergeburtstage mit mindestens 20 Teilnehmern und einem Veranstaltungsprogramm, das der Eröffnungsfeier der letzten Olympiade in nichts nachsteht. Damit spielt man immerhin noch in der Kreisliga in den oberen Rängen. Richtig viel Anerkennung aber heimst man aber nur ein, wenn man sehr, sehr dünn ist und es auch bleibt. Das ist unser Äquivalent zu Jesu Spaziergang über den See Genezareth, unser brennender Busch, unser Paradies.

Dünnsein ist so eng mit Glück, Erfolg und Bestätigung verknüpft, dass es längst alle anderen Lebensziele von den oberen Rängen unserer Wunschliste verdrängt hat. Das bestätigt auch »The Body Project«, eine Langzeitstudie der amerikanischen Sozial-Historikerin Joan Jacobs Brumberg (www.thebodyproject.com). Sie untersuchte zum Teil über Generationen die Tagebücher amerikanischer Mädchen. Früher war es der Wunsch nach »guten Taten«, befeuert von Mitgliedschaften etwa bei den Girl Scouts, der da ganz oben stand. Heute »wachsen die Mädchen in dem Glauben auf, dass ein gutes Aussehen die höchste Form weiblicher Perfektion sei«. Alles drehe sich nun darum, dünner zu sein. Schlankheit würde mit Tüchtigkeit und Stärke gleichgesetzt.« »Der Körper ist mittlerweile das wichtigste Projekt, das schafft einen Grad der Selbstbezogenheit und der Unzufriedenheit, der alles durchdringt und oft gefährlich ist.«

In Deutschlands Teenager-Tagebüchern dürfte es ähnlich aussehen. Erst kürzlich erzählte mir eine Freundin stolz, dass sie vier Kilo abgenommen habe (dieselben vier Kilo, die sie schon so oft abgenommen hat, dass ich kurz davor bin, ihnen Namen zu geben, so oft haben wir uns wiedergesehen), um dann zu berichten, dass ihre vierjährige Tochter meinte, Dicksein fände sie doof. Später werden es aller Voraussicht nach nicht mehr nur die anderen sein, die sie dick und damit doof findet. Ganz egal, wie dünn sie sein wird. Laut der »Dr. Sommer-Studie« für das Jugendmagazin »Bravo« hält sich fast die Hälfte der Elf- bis Siebzehnjährigen für zu dick. Tatsächlich aber seien 78 Prozent der Jugendlichen nachweislich normalgewichtig. Trotzdem hat mit 17 Jahren schon jedes zweite befragte Mädchen eine Diät gemacht.

Willkommen im Kindergottesdienst des Dünnen-Kultes! Nur dass der Glaube statt mit kleinen Heiligenbildchen mit Werbebotschaften befeuert wird. Mit gerade mal 17 Jahren hat eine junge Frau rund 250 000 Werbeanzeigen gesehen. Davon haben mehr als 50 Prozent betont, wie wichtig es ist, gut, also dünn auszusehen. (»Stern« vom 14. Oktober 2009). Die Steilvorlage dafür, dass sich jedes zweite normal- bis untergewichtige Mädchen in Deutschland heute »zu dick« findet, jedes zweite elf- bis dreizehnjährige Mädchen schon eine Diät gemacht hat. Der Preis der vermeintlich optimalen Optik wird ja nicht mitgeliefert. Nirgendwo steht, was eine Untersuchung der City University London ergeben hat: Dass viele Models nicht nur mager sind, sondern unter einem geringen Selbstwertgefühl, Einsamkeit und dem Misstrauen ihrer Konkurrentinnen leiden.

Nur wenig dringt davon nach außen, wie ein Leben jenseits eines BMI von 18,5 (ab da beginnt medizinisch gesehen das Untergewicht) aussieht. Das ist ja nicht einfach mit dem Verzicht auf Pizza und Burger zu erreichen. Man darf praktisch gar nichts mehr zu sich nehmen. So wie es Crystal Renn, ehemals Magermodel, beschreibt: Mit 14 Jahren von einer Modelagentur in Florida entdeckt, hungert sie sich 40 Prozent ihres Körpergewichts, insgesamt 35 Kilo, mit einer Crash-Diät ab, um sich für die Cover der High-Fashion-Magazine zu qualifizieren. »Ich drückte Senf auf meinen Salat, ich zerkaute das Eis aus meinem Getränk, was den pochenden Schmerz in meinem Hals dämpfte. Ich mochte das Gefühl, wenn der Mund wie eingefroren war. Und ich schluckte Unmengen an Wasser. Ein Glas in der Größe einer Blumenvase in der Hand zu halten gab mir das Gefühl von Sicherheit. Ich schmiss ein Päckchen Süßstoff nach dem anderen hinein und tat so, als sei es ein Milkshake.« (Hungry, S. 67) Ihr Leben, schreibt Crystal Renn, »drehte sich darum, zu hungern und mich mit meinen körperlichen Mängeln zu befassen«. Es drehte sich darum, welche Salatsorte die wenigsten Kalorien hat, ob noch wenigstens ein zuckerfreies Kaugummi drin ist, und um bis zu acht Stunden Training täglich. Sie schreibt, wie sie sich bei zwei verschiedenen Fitness-Centern anmeldet, nur damit nicht auffällt, wie exzessiv sie Sport treibt. Und vor allem, wie es dort aussieht, wo vermutlich alle Mädchen heutzutage hin wollen: »In einigen Model-Apartments haben sie Mehrbettzimmer mit bis zur Decke aufgestockten Etagenbetten voller supermagerer, langgliedriger Mädchen.

All diese Holzleisten lassen den Raum dann wie eine riesige Legebatterie aussehen, oder lassen – ich muss es leider sagen, an die Schwarz-Weiß-Fotografien von der Befreiung Buchenwalds denken.« (Hungry, S. 77)

Crystal Renn hatte ihren Körper und ihre Seele bis an den Rand des Abgrundes geschunden, als ihr die Agentur empfahl, noch weiter abzunehmen. Da entschied sie sich mit Anfang 20 für den Ausstieg aus dem Magerwahn und startete eine erfolgreiche Karriere als »Plus-Size-Model«. Eine Bezeichnung, die übrigens Konfektionsgröße 42 meint, was schon einiges darüber aussagt, wie unfasslich weit sich die Mode-Industrie von jenen entfernt hat, die den ganzen Laden finanzieren: uns.

Andere Models hatten zum Essen keine Gelegenheit mehr. Das absurd magere Ideal forderte in den letzten Jahren mehrere Todesopfer. Darunter die einundzwanzigjährige Brasilianerin Ana Carolina Reston, die an Komplikationen durch Nierenschädigungen, die mit Anorexie und Bulimie in Zusammenhang gebracht wurden, starb. Bei einer Größe von 1,73 Metern wog sie bei ihrem Tod noch gerade mal 80 Pfund. Auch das zweiundzwanzigjährige Model Luisel Ramos aus Uruguay bezahlte ihre Salat- und Diät-Cola-Crash-Kur mit dem Leben, ebenso wie ihre Schwester Eliana, ebenfalls Model, die an einem Herzanfall starb, der vermutlich von einer Mangelernährung verursacht war. Auch das israelische Model Hila Elmalich starb an Herzversagen. Sie wog weniger als 54 Pfund, etwa so viel wie ein siebenjähriges Kind. Die Linie zwischen Leben und Tod ist bei den Supermodels oft genauso dünn wie sie selbst. Und sie wird – entgegen der Unschuldsbeteuerungen der Modebranche – nicht allein von ihnen gezogen. So sagte der deutsche Designer John Ribbe, es handele sich einfach um ein Klischee, dass Models untergewichtig sein müssten, um arbeiten zu können. 90 Prozent der Models

seien »ganz normale, wohlproportionierte Mädchen –
nur mit weniger Fett und mehr Muskeln, die auch Pizza
und Burger essen«. Und auch Karl Lagerfeld sprach sich
bei der Eröffnung seiner Fotoausstellung »One Man
Shown« in Berlin gegen das viel diskutierte Laufsteg-
verbot für zu dünne Models aus. Er behauptete, er habe
noch nie ein magersüchtiges Model gesehen. »Natürlich
gibt es Mädchen, die sehr dünn sind. Aber man darf
nicht vergessen, dass sich der Knochenbau geändert
hat«, begründete der Modeschöpfer seine negative Haltung gegenüber einer Verbannung zu dünner Models
vom Laufsteg-Parkett (www.amica.de). Offenbar sind
längst nicht alle Modelknochen so leicht wie Zahnseide,
sieht man sich die Zahl der »Kollateralschäden« der De-
signer-Ideal-Figuren an. Den eigentlichen Aufreger entdeckt Lagerfeld aber ganz woanders: Die Welt der schönen Kleider habe aber schließlich mit »Träumen und
Illusionen« zu tun. Und also auch mit der Illusion, dass
ein Leben unterhalb eines BMI von 17 möglich sei.

Das dachte auch das Model Ali Michael. Noch 2007
lief sie für Lagerfeld, Rodarte, Lacroix, Dior und viele,
viele andere Designer über die internationalen Laufstege. Die Modeinstanz schlechthin, die Chefredakteurin
der amerikanischen Vogue, Anna Wintour, gratulierte
ihr höchst persönlich zu ihren Erfolgen. Bis Ali Michael
2,5 Kilo zunahm und mit dem Kommentar, sie habe zu
dicke Beine und keinen »Couture-Körper« mehr, von
der Pariser Fashion Week nach Hause geschickt wurde.
Wie ihr Leben aussah, bevor sie wieder darüber nach-
dachte, etwas Nahrung zu sich zu nehmen, schilderte sie
in einem Interview in der »Teen Vogue«. Als sie entdeckt
wurde, empfahl man auch ihr zuerst abzunehmen. Dabei wog sie bei einer Größe von 1,75 Metern gerade mal
120 Pfund. Sie habe sich, um diese Anforderungen zu
erfüllen, dann ausschließlich von Haferbrei mit Wasser

zum Frühstück, einer Banane zum Mittagessen und ein paar Salatblättern zum Abendessen ernährt und zudem viel mit Abführmitteln und Einläufen experimentiert. Bis ihre Periode ausblieb, sie chronisch erschöpft war und ihr die Haare büschelweise ausfielen. Ihr »wake-up-call«, wie sie in der amerikanischen Today Show sagte. Und sie erzählte, sie sei – entgegen der verbreiteten Designer-Meinung – kein Einzelfall. Bei einem Gespräch hinter den Kulissen einer großen Fashion-Show hätten auch andere Models ähnliche Symptome einer Mangelernährung geschildert. Eine mit »Lifelong consequences«. Nicht nur für die Models. Auch und vor allem für diejenigen, die zu ihnen aufschauen.

Ausgemergelte Models gelten als einer der Gründe, weshalb Essstörungen wie Magersucht oder Bulimie, die Ess-Brech-Sucht, beinahe schon zu den sekundären weiblichen Geschlechtsmerkmalen gezählt werden können. Verkörpern ihre schmalen Leiber doch die Hoffnung, dass ein Body-Mass-Index von unter 18,5 der einzige ernstzunehmende Leistungsnachweis für eine Frau ist. Die Illusion, dass, wer seinen Körper kontrolliert, auch sein Leben kontrollieren könne. Eine Rechnung, die schon deshalb nicht aufgehen kann, weil Darben erstens so viele Kräfte absorbiert, dass für das Glück, das angestrebt wird, ohnehin kein Raum mehr bleibt. Zweitens, weil man bei nichts so schnell die Kontrolle verliert wie bei dem Versuch, seinen Körper in die Mager-Norm zu zwingen. Und drittens: Weil sich kaum etwas so schnell verselbständigt wie die Panik, zu dick zu sein. Zum Krankheitsbild von Essstörungen gehört deshalb, dass es nie genug oder besser gesagt: nie wenig genug ist. Selbst Frauen mit einem BMI von unter 17,5 – das entspricht einem Gewicht von ca. 52 Kilo bei einer Körpergröße von 1,73 Meter – leben noch in dem ständigen Wahn, zu viel zu wiegen. »Das Gewicht erfährt eine Überbewertung, die Gedanken kreisen ständig um Kalorien und die Angst zuzunehmen«, so der Heidelberger Mediziner Hans-Christoph Friedrich zur verzerrten Selbstwahrnehmung, der »Gewichtsphobie«. Da die Krankheit bei bis zu 20 Prozent der Betroffenen tödlich endet, sie buchstäblich inmitten übervoller Lebensmittelregale verhungern, zählt die Magersucht mittlerweile zu den gefährlichsten psychischen Erkrankungen. Wie das Paradies der Anorektikerinnen aussieht, zeigt sich im Internet. Auf sogenannten Pro-Ana-Seiten – das Wort »Ana« steht für Anorexie – huldigen junge Frauen im Internet dem Hunger. Sie geben Abnehmtipps, zählen Kalorien – in Größenbereichen, mit denen man Vorschulkindern das Rechnen beibringt –, erklären, wie man seine Magersucht vor Eltern und Ärzten geheim hält, führen gewissenhaft Tagebücher über ihren Gewichtsverlust, beten den Fetisch »Magerkeit« und seine zehn Gebote an:

1. Wenn ich nicht dünn bin, kann ich nicht attraktiv sein!
2. Dünn sein ist wichtiger als gesund sein!
3. Ich muss alles dafür tun, dünner auszusehen/zu sein!
4. Ich darf nicht essen, ohne mich schuldig zu fühlen!
5. Ich darf keine Dickmacher essen, ohne hinterher Gegenmaßnahmen zu ergreifen!
6. Ich soll Kalorien zählen und meine Nahrungszufuhr dementsprechend regulieren!
7. Die Anzeige der Waage ist wichtiger als alles andere!
8. Gewichtverlust ist gut, Zunahme ist schlecht!
9. Du bist nie zu dünn! (Irgendwann reicht's aber doch!)
10. Nahrungsverweigerung und dünn sein sind Zeichen wahren Erfolgs ... und wahrer Stärke!

Das Ziel: Anas Traum …

Ich möchte gehen können,
ohne dass meine Oberschenkel aneinander reiben,
durch die Welt staksen mit dünnen langen Beinen,
wie ein Storch.

Ich möchte gehen können,
ohne Geräusche zu machen,
auf dem Wasser laufen ohne einzutauchen,
über Sand und Schnee, ohne Abdrücke zu hinterlassen,
durch die Welt schweben wie eine Feder.

Ich möchte herausstehende Schulterblätter haben,
die aussehen, als würden mir Flügel wachsen
– endlich – nach langem Warten
oder wie die gebrochenen Flügel eines gefallenen En-
gels.

Ich möchte Schlüsselbeine haben,
die hervorstehen
und mich wie ein zierliches Wesen aussehen lassen,
ein Wesen voll Glanz, rein, zart und zerbrechlich.

Ich möchte schwebend durchs Leben wandeln,
jede Bewegung so elegant,
jeder Schritt so anmutig,
jede Geste so zart …

Ich möchte auf einer Wiese liegen
und den Wind um meinen Körper spüren,
wie der Adler ihn unter seinen Schwingen fühlt,
den Wind um mich spüren,
den Wind der mich hinfort trägt.

(http://princess-butterfly.chapso.de/ana-10-gebote-und-psalm-s648481.html)

Der Weg dorthin führt über zig Ge- und Verbote, die das Essverhalten regeln. Und da Essen, besonders, wenn man nahezu nichts zu sich nimmt, eine überwältigende Bedeutung erlangt, wird jeder noch so kleine Schluck oder Happen ein Event. Zehn Paragraphen behandeln diese Ausnahme von der Regel »Hungern« mit einer Detailbesessenheit, gegen die das Deutsche Steuerrecht noch als lax durchgeht. Dabei wird immer wieder betont, dass es sich um eine Art »Geheimnis« handelt – eines, das man nur in konspirativen Bedingungen mit Gleichgesinnten teilen mag:

§ 1 Nahrungsmittel

Erlaubt sind nur die Nahrungsmittel aus der Safe-Food-Liste.

Nahrungsmittel müssen in gute und in schlechte sortiert werden; schlechte sind selbstverständlich verboten. Zu den schlechten zählt alles Fett-, Kalorien- und Kohlenhydratreiche.

Gegessen wird immer nur eins. Keine Lebensmittel kombinieren, also keinen grünen Salat mit Paprika und keine Orangen und Äpfel. Dazwischen muss eine Wartezeit von mindestens zwei Stunden eingehalten werden. Wurde ein schlechtes Nahrungsmittel verzehrt, muss die doppelte Kalorienzahl binnen drei Stunden durch Sport verbrannt sein. Sollte das nicht gelingen, wird zusätzlich 36 Stunden gefastet. Schränke deine Kohlenhydratzufuhr ein. Lieber viel Gemüse und Obst. Am besten Ampelfrüchte (grün-rot-gelb).

Es wird am Abend vorher geplant, wann am nächsten Tag etwas gegessen wird. Speziell, wenn eine Party, Geburtstagsfeier oder ein Restaurantbesuch ansteht.

Dieser Zeitplan muss unbedingt eingehalten werden.

§ 2 Kalorien und Fettwerte

Maximale Kalorienzahl am Tag ist 600.

Eine Mahlzeit (höchstens vier am Tag) darf höchstens 150 Kalorien haben.

Jede Mahlzeit muss registriert werden.

Fettfrei heißt nicht gleich kalorienarm. Immer die Nährwertangaben durchlesen und darauf achten, wie viel du davon auch essen wirst.

Vermeide alles Fettige beim Kochen.

Fange an, Butter zu hassen. Auch ein winziges Stückchen kann extrem viele Kalorien haben.

§ 3 Essverhalten

Während dem Essen wird viel getrunken, um schneller satt zu werden.

Wasser darf stets nur in dreier, fünfer und zehner Schlucken getrunken werden (Ausnahme: nachfolgender Punkt).

Jeder Bissen muss (es kommt auf die Konsistenz an) mindestens zehnmal gekaut werden. (Dies kann einige Kalorien reduzieren, aber nicht alle.) Zwischen den Bissen muss ein Schluck Wasser getrunken werden.

Das Essen darf nicht genossen werden, sondern muss langsam gegessen und gehasst werden.

Gegessen wird nicht in Gegenwart anderer, bis auf die Eltern. Für Ausnahmesituationen gibt es Sonderregelungen.

Gegessen wird ausschließlich in der Küche und im Wohnzimmer. Du wirst dich schneller satt fühlen, wenn du dich darauf konzentrierst, was du isst. Und denk daran, langsam zu essen!

Im Schlafzimmer wird niemals gegessen! Dieses Zimmer sollte auf jeden Fall eine essensfreie Zone bleiben, bei Heißhunger ziehst du dich einfach in dein Zimmer zurück.

Iss nicht vor dem PC oder dem Fernseher. Wenn du abgelenkt bist, isst du 100 (!) Kalorien mehr!

Schlucke zwei Esslöffel Essig vor dem Essen. Das saugt das Fett aus dem Essen. (Stattdessen kann auch Apfelessig verwendet werden.)

Es wird niemals etwas gegessen, das größer ist als deine Faust. Besonders kein Fleisch!

Jede Portion wird in zwei Hälften geteilt. Gegessen wird nur eine Hälfte und der Rest wird an den Rand des Tellers geschoben.

Iss von einem kleineren Teller (da sieht die Portion größer aus). Dunkle Farben wie Schwarz oder Blau machen eher satt!

Stell dir vor jedem Essen die Frage: Will ich das jetzt wirklich essen?

§ 4 Pro-Ana

Dieser Name/Begriff wird nicht in Gegenwart anderer Nicht-Anas erwähnt, geschrieben, etc. Auch darf während einer Therapie der Name nicht fallen.

Im Ana-World Forum ist, wenn möglich, täglich Tagebuch zu führen. 1. um andere zu motivieren und 2. um die Erfolge registrieren zu können.

Wenn möglich muss täglich etwas im Thinspiration-Topic gearbeitet werden.

Um nicht ganz allein dazustehen, suche dir jemandem, mit dem du zusammen abnimmst.

Benutzte Symbole, die kein anderer kennt, die dich aber an deinen Traum/dein Ziel erinnern. Z. B.: einen Ring oder ein rotes Armband (viele Anas tragen das!).

Gebrauche oft Ausreden, wenn dich andere auf dein Gewicht oder Essverhalten ansprechen.

Lösche den Verlauf im Internet (unter Extras, Internetoptionen).

Beobachte andere beim Essen. Ist das nicht ein tolles Gefühl, zu sehen, dass sie essen und du das nicht brauchst? Lege einen Stapel aus Magazinen neben dein Bett, der so viel wiegt, wie du abnehmen willst. Nach und nach nimmst du die Magazine runter. Bis du an deinem Ziel angekommen und der Stapel leer ist. Sammle Fotos von dir, auf denen du dir gefallen hast, und welche, auf denen du dich absolut nicht leiden konntest. Schaue sie dir immer wieder an. Sei streng mit dir und bestrafe dich für Fehltritte. Tu dir aber nicht weh, sondern tu etwas, das dich weiterbringt! Statt ritzen, kratzen oder kotzen lieber joggen und Radfahren.

Finde heraus, was dich triggert! Gestalte ein »Ana-Journal«, voll mit Bildern, Tipps und deiner täglichen Kalorienaufnahme. Du kannst das natürlich genauso gut im Ana-World-Forum machen. Ist auch viel sicherer, um »unentdeckt« zu bleiben.

§ 5 Sozialverhalten

Andere werden bevorzugt. Es ist Pflicht, anderen zu helfen und für sie da zu sein.

Isolation bringt nichts. Es entsteht Langeweile, die zu erhöhter Nahrungsaufnahme führt. Unternimm Dinge mit Freunden, um dem vorzubeugen.

Auf Partys gibt es eine Hauptregel: kein Alkohol, auch keine anderen Drogen, da diese die Wahrnehmung verändern, was zu Kontrollverlust führt!

§ 6 Gesundheit

Mindestens sechs Stunden Schlaf pro Nacht. Zu wenig Schlaf steigert den Hunger um 15 Prozent!

Nimm Vitamine. Calcium und Eisen sind besonders wichtig.

Werde Vegetarierin oder Veganerin. Dann kannst du evtl. dein eigenes Mittagessen kochen, natürlich fettarm.

Nimm keine Abführmittel oder Entwässerungstabletten. Sie sind absolut sinnlos! Alles, was du damit verlierst, ist Wasser(-gewicht)! Wenn das Essen rauskommt, ist es bereits durch deinen Verdauungstrakt gewandert, und dort wurden die Kalorien aufgenommen.

Wenn du Raucher bist, hör jetzt nicht damit auf. Denn wie wir alle wissen, hilft das Rauchen dir, weniger zu essen. Und die meisten Leute nehmen zu, wenn sie das Rauchen aufgeben.

Haltung bewahren. Bei der aufrechten Haltung (über den ganzen Tag) verbrennst du zehn Prozent mehr Kalorien. Dazu gehört auch, mehr zu Fuß zu machen und dementsprechend mal eine Bushaltestelle früher auszusteigen.

§ 7 Stoffwechsel

Wechsle deine Kalorienaufnahme ab. Wenn du täglich dieselbe Menge isst, verlangsamt sich dein Stoffwechsel!

Sollte dies doch passiert sein, muss die Kalorienaufnahme etwas erhöht und mehr Sport gemacht werden, um den Stoffwechsel wieder in Schwung zu bringen.

Trink koffeinhaltige Getränke. Sie beschleunigen den Stoffwechsel und zügeln den Appetit.

Versuch auch scharf gewürztes Essen zu dir zu nehmen, es hat denselben Effekt.

Algen-Tabletten regen den Stoffwechsel an.

§ 8 Geheimhaltung

Wenn du am Tag über allein bist, lasse am Abend dreckige Teller stehen. Vor allem, wenn du nichts gegessen hast.

Halte dich öfters in der Küche auf und mache Geräusche, als ob du essen würdest (Kühlschrank auf/zu, Teller klappern …).

Es wird nicht über Essen oder Unzufriedenheit mit dem eigenem Körper gesprochen.

§ 9 Getränke
Es werden täglich mindestens 2,5 Liter getrunken. Am besten Wasser und Tee.
Wasser wird bevorzugt eiskalt getrunken. Das verbraucht Kalorien.
Um das Pensum auch zu schaffen, wird zu jeder Stunde mindestens ein Glas getrunken.

§ 10 Wiegen
Wiege dich mehrmals am Tag.
Gewogen wird sich immer um die gleiche Zeit, um das Gewicht miteinander vergleichen zu können. Am besten ist morgens auf nüchternen Magen.
(http://princess-butterfly.chapso.de/ana-10-gebote-und-psalm-s648481.html)

Nach Angaben des Deutschen Instituts für Ernährungsmedizin (DIET) regeln in Deutschland bei über 100 000 Menschen diese oder ähnliche Paragraphen das Leben. 95 Prozent davon sind Frauen. Die meisten Betroffenen zwischen 15 und 25 Jahre alt. Laut dem Bundesministerium für gesundheitliche Aufklärung besteht bei 14 Prozent der Schülerinnen im Alter zwischen zwölf und 20 Jahren ein sehr hohes Risiko für die Entwicklung einer Magersucht. Gerade die Pubertät, mit all ihren Unsicherheiten bei der Selbstfindung und der übergroßen Sehnsucht »dazuzugehören«, macht anfällig für eine Essstörung. Eine Studie hat ergeben, dass – zeigt man Mädchen schlanke Models – es ihnen Angst macht, nicht dem Ideal zu entsprechen. Eine Reaktion, die sich dank bildgebender Verfahren sogar im Gehirn nachweisen lässt. Die Mager-Models sind zwar – darin sind sich Experten einig – nicht die einzige Ursache für Magersucht. Aber sie liefern immerhin ein Alibi, sozusagen den offiziellen Segen, dass man sich auch mit 44 Kilo bei 1,65 Meter noch im Rahmen des Gewünschten befindet. Entsprechend findet man auf den einschlägigen Websites immer auch Ansporn-Material, sogenannte »Thinispiration«-Fotos vom Catwalk, von Kate Moss oder von ausgemergelten Promis wie den Olsen-Zwillingen Mary-Kate und Ashley.

Aber auch Erwachsene sind nicht von solcherlei Beeinflussung gefeit. So stellen Experten in letzter Zeit einen Anstieg der Essstörungen bei Frauen weit jenseits der Bravo-Generation fest. Kathrin Seyfarth konstatiert in ihrem Buch »Der Traum von der jungen Figur« (München 2003) eine Zunahme von Magersucht und Bulimie bei Frauen ab 40. Ihre Vermutung: dass Magerkeit zum Synonym für Jugend geworden ist. Oder, wie es eine Betroffene in ihrem Buch ausdrückt: »Wenn ich schon alt werde, will ich wenigstens eine gute Figur haben.« Unseren Alterungsprozess können wir zwar nicht stoppen, aber das Einhalten von Diäten wiegt uns in der Illusion, wir könnten die Uhr zurückdrehen und hätten alles unter Kontrolle. Bei einer Scheidungsquote von rund 30 Prozent gilt Schlankheit zudem als unschlagbarer Wettbewerbsvorteil auf dem Single-Markt. Weit mehr als jeder andere »Erfolg«, den man im Leben so haben kann. Und sie signalisiert, was man als Frau bereit ist zu tun, um männliches Wohlwollen zu ernten.

Warum aber wird die eine magersüchtig, während die andere »nur« im üblichen, betrüblichen Diät-Frust steckenbleibt? Experten kennen die Ursachen noch nicht genau. Sie nehmen ein Zusammenspiel verschiedener Faktoren an: die Verletzlichkeit eines Menschen, Stressoren wie Trennung oder auch die weiblichen Rollenvorgaben, die heutzutage umfangreicher sind als die

Arbeitsplatzbeschreibung jedes Managers. Dazu gehört unter anderem, dass man möglichst schon drei Wochen nach einer Geburt wieder so rank und schlank aussieht, als hätte man bloß eine winzig kleine Erdnuss zur Welt gebracht. »Geht doch!«, suggerieren die zahllosen Berichte von prominenten Müttern, deren Figürchen zu belegen scheinen, dass es doch der Klapperstorch ist, der die Kinder bringt. Fragt man sie in Interviews, meist mit einer Hochachtung, als hätten sie gerade die Formel für den Weltfrieden gefunden, wie sie die Pfunde zum Purzeln gebracht haben, antworten sie meist: »Ach, das kam von ganz allein, so viel, wie ich mein Baby herumtrage!« Oder: »Ich weiß auch nicht, das muss am Stillen liegen!« Oder: »Ich ernähre mich einfach gesund.« Während wir uns daheim fassungslos fragen, weshalb dasselbe Programm bei uns zu ganz anderen Ergebnissen führt: Gewebeschwäche, Schlabberbauch, Zellulitis und so viele Schwangerschaftsstreifen, dass man zu Fasching auch als Flussdelta der Lena gehen könnte.

Man kann von Heidi Klum halten, was man will, aber wenigstens verdanken wir ihr einen kleinen Einblick in das, was die anderen Promi-Mütter so verschämt verschweigen. Dass nämlich erstens ein Personal-Trainer, zweitens ein Ernährungsberater und drittens ein Fitness-Programm notwendig ist, gegen das ein knallhartes Bootcamp wie ein Kindergeburtstag wirkt. Ein Aufwand, der vielleicht möglich und gerechtfertigt ist, wenn man quasi hauptberuflich mit gutem Aussehen beschäftigt ist. Aber auch einer, den alle, die eben kein Kindermädchen haben, keine Zeit, um eben mal vier Stunden am Tag zu trainieren, und vielleicht auch noch ein paar andere Verpflichtungen als ihre Taille, nicht betreiben können. Das sollte einen zu der Erkenntnis führen, dass wir eben andere Schwerpunkte im Leben haben. Aber genau das fällt schwer, wenn die weibliche

Prioritätenliste von »Dünnsein« angeführt wird. Von der zweifelhaften »Leistung«, seine Figur im Griff zu haben. Obwohl die Erfahrung gerade mit Magersucht zeigt, dass nichts schneller aus dem Ruder läuft als das Streben nach Perfektion.

So schwierig wie die Ursachenforschung gestaltet sich gerade bei der Magersucht auch der Ausstieg. Vor allem, weil es den Betroffenen an Krankheitseinsicht fehlt. Die einzige Möglichkeit, eine Magersucht zu behandeln, ist eine Psychotherapie, um zu lernen, seinen Körper wieder richtig wahrzunehmen. Eine solche Behandlung bezieht oft die ganze Familie mit ein. Die Bundeszentrale für gesundheitliche Aufklärung empfiehlt dazu dringend eine medizinische Betreuung und gegebenenfalls eine stationäre Behandlung. Ausdauer und Geduld braucht man auch. Oft müssen mehrere Anläufe gemacht werden. Immerhin liegt die Rückfallquote bei der Magersucht um 50 Prozent.

Dabei switcht so manche vermeintlich von der Magersucht Geheilte in eine weit weniger augenfällige Essstörung um: die Ess- und Brechsucht. 600 000 Bulimiker – zu 90 Prozent Frauen zwischen 18 und 35 Jahren – soll es in Deutschland geben. Ihr Leben ist ein steter Wechsel zwischen Heißhunger-Essanfällen, absichtlichem Erbrechen und rigorosem Fasten. Dazu kommt häufig noch ein Medikamenten-Cocktail aus Abführmitteln, harntreibenden Medikamenten, Appetitzüglern und Schilddrüsenhormonen. Anders als bei Magersucht mit ihren sichtbaren Folgen, der notorischen Verweigerung der Nahrung und den Debatten mit fürsorglichen Angehörigen darüber, dass ein Mensch mit einem Apfel täglich leider nicht über die Runden kommt, fällt die Bulimie oft gar nicht auf. Die Betroffenen essen scheinbar normal, sogar eher mehr als andere. Dass sie später auf die

Toilette hasten, um sich den Finger in den Hals zu stecken, bekommt ja niemand mit. Entsprechend hoch ist die Dunkelziffer, frönt manche Exmagersüchtige ihrer Obsession im Geheimen als Ess-Brechsüchtige.

Nur der Körper macht nicht mit bei diesen Tarnversuchen. Bei Bulimikern kann es zu Herzrhythmus- und Hormonstörungen kommen. Durch das ständige Erbrechen schwellen die Speicheldrüsen an, so dass Bulimiker oftmals regelrechte Hamsterbacken haben. Die Magensäure gelangt in die Speiseröhre und kann zu Sodbrennen, Verätzungen und Entzündungen führen. Und auf die großen Mengen an Nahrung, die Ess-Brechsüchtige anfallartig zu sich nehmen, reagiert der Magen schon mal mit chronischer Magenerweiterung bis hin zu Magenwandperforationen und -rissen. Daneben können die zum Teil hochdosierten Medikamente zu Nierenversagen oder Leberschädigung führen.

Wie auch bei der Magersucht wird eine Therapie empfohlen. Ein Königsweg, Essstörungen zu vermeiden, ist aber noch nicht in Sicht. Jedenfalls solange wir extreme Magerkeit mit dem Paradies verwechseln. Es ist die Hölle, jedenfalls für diejenigen unter uns, die nicht von der Natur als Stangensellerie gedacht sind. Die meisten von uns also. Auf der anderen Seite des Gartenzaunes, dort wo angeblich das große Glück, der Mega-Erfolg, Erfüllung und Liebe ihren festen Wohnsitz haben sollten, sind bloß viel Einsamkeit, Verzweiflung und eine Menge vollgekotzter Kloschüsseln. Das Paradies ist nicht mager, sondern bloß eine gut getarnte Zweigstelle des ewigen Fegefeuers. Für das Gefühl, jeden Abend hungrig ins Bett zu gehen, gibt es nämlich keine Entschädigung. Nein, nicht mal wenn man dafür Brad Pitt, einen Lottogewinn *und* ein lebenslanges Prada-Abonnement haben könnte. Zumal es nie genug ist. Selbst dann, wenn man einen Körper hat, für den Frauen morden würden, ist man nicht aus dem Schneider. Als man kürzlich an der amerikanischen Sängerin Rihanna ein paar Zellulitis-Dellen sehen konnte, erregte das weltweit so viel Aufsehen, als hätte man auf dem Mond eine McDonald's-Filiale entdeckt. Das Gleiche bei Heidi Klum. Gierig stürzten sich die Promi-Experten auf diesen vermeintlichen »Makel« – nur um ganz sicherzugehen, dass Frauen – egal wie schön sie sind – niemals mit sich zufrieden sein dürfen. Unter keinen Umständen und nicht mal, wenn die Hölle zufriert.

Diets are forever

Gut, wer ist schon so irre und strebt nach Kleidergröße 32, wenn aktuell etwa eine 44 auf dem Etikett steht? Man will ja bloß weniger Fett auf den Hüften und deshalb nicht gleich sein ganzes Hirnschmalz abnehmen. Außerdem tun wir es ja nicht für Dior oder Dolce & Gabbana oder für Patricia Riekel oder für Ana Wintour oder für Klaus, Hans oder Ulrich. Wir tun es für uns. Sagen wir – und dass wir uns schlanker einfach besser fühlen. Deshalb machen wir eine Diät. Und noch eine und noch eine. Und noch eine. Selbst Sisyphus wäre beeindruckt, mit welcher Unverdrossenheit wir ein und dieselben fünf oder zehn oder 15 Kilo immer wieder abnehmen. Plus den ein oder zwei oder drei mehr, die sich jedes Mal zu den alten Bekannten dazugesellen. Ich weiß das. Ich habe es schließlich selbst oft genug erlebt.

Pfunde sind wie die Deutschen Rammler. Sie verfügen über einen beeindruckenden Fortpflanzungstrieb. 95 Prozent aller Menschen machen den mittels Diät erreichten Gewichtsverlust während der folgenden zwei bis drei Jahre wieder mehr als wett. Und gerade hat die Britische Diät-Vereinigung verkündet, dass vier von zehn Frauen nach einer Schlankheitskur nicht nur rückfällig werden, sondern hinterher dicker sind als zuvor. »Ein Fakt«, so Susie Orbach, der »eigentlich in das Bewusstsein jedes Diäters gehört.« Aber da sind ja alle Plätze schon von unserer Überzeugung besetzt, dass es ganz

126

sicher nicht an der Diät, sondern ganz bestimmt an uns liegt, wenn das Abnehmprogramm nicht funktioniert. Dann waren wir eben zu schwach, nicht diszipliniert genug oder haben eben noch nicht die für uns optimale Diät gefunden.

Aber das Schöne beim Streben nach Vollkommenheit: Man kann immer wieder von vorne anfangen. Nach der Diät ist vor der Diät. Eine kalkulatorische Größe in der Diät-Industrie, die darauf bauen kann, dass wir es zuverlässig nicht dem Prinzip selbst ankreiden, wenn es zu keinem Ergebnis führt, sondern immer nur uns die Schuld geben. Die nächste Neuerscheinung auf dem Markt wird das sicher ändern. Der neue Anlauf diesmal ganz bestimmt den Erfolg zeigen. Unsere Form des Wunderglaubens. Denn es spricht rein gar nichts dafür, dass Diäten etwas bringen. Im Gegenteil. Mittlerweile sind die vermeintlichen Heilsbringer als die eigentliche Ursache für Übergewicht in den Fokus geraten. Der Verdacht: Dass sie der Fettleibigkeit nicht nur nicht zu Leibe rücken, sondern verantwortlich für deren Auswüchse sind.

»Was, wenn alles bloß eine dicke, fette Lüge war?«, titelte die »New York Times« schon 2002. »Walter Willett, Chef der Abteilung für Ernährung an der Harvard School of Public Health hatte festgestellt, dass just in den achtziger Jahren des vorigen Jahrhunderts, als das Low-Fat-Dogma in die Welt gesetzt wurde, der rasante Anstieg der Übergewichtsraten erst begann – und der erwartete Rückgang der Herzkrankheiten wider Erwarten ausblieb«, schreibt Hans-Ulrich Grimm in »Häuptling eigener Herd« (Heft 17, 2003, S. 13). Logisch ist es. Der Körper ist einfach nicht zum Darben gedacht. Er bunkert Fett für schlechte Tage, und mit ihrer Langlebigkeit können es Fettzellen mühelos mit Jopie Heesters aufnehmen. Selbst wenn man sie etwa durch das

Fettabsaugen versucht zu eliminieren, tauchen die fiesen kleinen Biester eben einfach an anderen Stellen wieder auf, und man könnte mit »Speckrollen an ungewöhnlichen Orten« eine eigene Rubrik im Guinness Buch der Rekorde eröffnen.

Karge Kost lässt im Körper eine Art Katastrophenschutz anlaufen. Das wenige, das reinkommt, will er optimal auswerten und verteilen. Mit dem unschönen Effekt, dass wir – sobald wir unser vermeintliches Traumziel erreicht haben und glauben, auf der sicheren Seite zu sein, bloß »Tiramisu« zu denken brauchen, um schon doppelt so viel Kalorien zu uns genommen zu haben wie andere, die es tatsächlich *essen*. Deshalb sind es oft die vermeintlich »undisziplinierten« Moppel, die mit weitaus weniger Nahrung auskommen müssen als Normalgewichtige zu sich nehmen, wenn sie in die nächste und übernächste Jo-Jo-Runde gehen. Weil sie schon so viele Diäten hinter sich haben und bei ihnen eben selbst relativ karge Kost Zuwächse bringt, von denen man auf den internationalen Aktienmärkten nur träumen kann.

Jedes Mal, wenn wir uns erneut beinhart kasteien, entscheiden wir uns deshalb dafür, in Zukunft praktisch nichts mehr essen zu können, weil der Körper auch das wenige optimal ausnutzen wird. Selbst Magermodels, die kaum mehr Nahrung zu sich nehmen als ein Wellensittich, stellen irgendwann fest, dass sie zunehmen und es nur eine Alternative dazu gibt: tot sein. Auch das spricht für die sogenannte »Set-Point-Theorie«. Demnach hat jeder Mensch ein bestimmtes Gewicht, mit dem es dem Körper gutgeht und das – ganz von allein – vom Stoffwechsel konstant gehalten wird. Vermutet wird, dass dieser Wert angeboren ist – ein persönliches Merkmal wie Augenfarbe oder Zehenlänge. In diese, seine gedachte Form, will der Körper immer wieder zurück.

Das belegt auch eindrucksvoll das Experiment eines

128

schwedischen Forscherteams. Sie hatten das von dem Amerikaner Morgan Spurlock in seinem Film »Supersize me« gezeigte Lifestyle-Horror-Szenario nachvollzogen. Spurlock hatte einen Monat reichlich Fastfood zu sich genommen und sich so gut wie nicht bewegt (er ging einen Monat lang kaum mehr als 5000 Schritte täglich), um am eigenen Leib die Schädlichkeit eines solchen Lebensstils zu dokumentieren. Und die war beeindruckend. Spurlock nahm elf Kilo zu, 13 Prozent seines Ausgangsgewichts. Seine Leberwerte verschlechterten sich dramatisch, seine Cholesterinwerte schossen in die Höhe, dafür versanken Stimmung und Libido in einem tiefen Loch.

Der schwedische Ernährungsexperte Fredrik Nyström von der Universität Linköping ließ nun 18 Studenten, sechs Frauen und zwölf Männer, 30 Tage lang nur Burger, Speck, Milkshakes und andere Fastfood-Sünden zu sich nehmen. Alle waren Anfang 20, kerngesund, schlank und sportlich. »Die Studenten wurden mit Pedometern ausgestattet, die überwachten, dass sie nicht nur gefräßig, sondern auch faul waren. Ein extra Busservice zur Universität wurde eingerichtet, alles mit einem Ziel, »die Probanden sollten sich so wenig wie möglich bewegen«, sagt Nyström. Einmal wöchentlich wurden die Studenten von Kopf bis Fuß untersucht. Blut- und Leberwerte, Hormonspiegel, Blutdruck, Stoffwechsel, ein Körperscan, mit dem Veränderungen des Fett- und Muskelgehalts bestimmt wurden. Auch die psychische Verfassung der Fastfood-Fresser wurde in Gesprächen überwacht. Und natürlich das Gewicht: »Wir hatten festgelegt, dass ein Proband abbrechen muss, wenn er mehr als 15 Prozent seines Ausgangsgewichts zugenommen hat«, sagt Nyström, so die »Süddeutsche Zeitung« (vom 6. Februar 2007).

Es stellte sich heraus, dass es ziemlich anstrengend

ist, 6600 Kalorien pro Tag zu sich zu nehmen. Selbst wenn man sich voll und ganz auf Fastfood konzentriert. Manche der Teilnehmer griffen deshalb zu radikalen Maßnahmen. Einer mischte sich regelmäßig bis zu zwei Bechern Sahne in seine Milkshakes. Ein anderer trank Olivenöl, als er nach einem Tag voller Burger, Speck und Pizza merkte, dass noch 1000 Kilokalorien fehlten. Zunächst schienen die Ergebnisse die Theorie von »Supersize me« zu bestätigen. Die Teilnehmer der Studie fühlten sich mies und schwerfällig. Aber am Ende zeigte sich, dass nur ein Proband tatsächlich die kritische Grenze von 15 Prozent Gewichtszunahme erreicht hatte. Dagegen hätten andere Studienteilnehmer so gut wie gar nicht zugenommen. Nach Ablauf der Fresskur verloren alle wieder das vordem so mühsam zugelegte Gewicht. Bei keinem konnten gesundheitliche Folgeschäden festgestellt werden.

Eigentlich ist der Körper CSU-Mitglied. Ein austrainierter Konservativer und Fan der Kaffee-Werbung, in der es heißt: »Alles soll so bleiben, wie es ist«. Zwingt man ihn zum Parteiaustritt, setzt er alle Hebel in Bewegung, um ratzfatz wieder an seinen Stammtisch zurückzukehren.

Dieses Phänomen beschreibt auch Crystal Renn. Obwohl sie zu ihren Model-Zeiten weniger zu sich nahm, als so manchen Häftlingen in Straflagern zugeteilt wird – 900 Kalorien am Tag –, legte sie zu. Eine Erfahrung, die alle Frauen auf Diät machen. Gerade mit sehr schlanken Frauen kann man deshalb ganze Abende sehr lang übers Essen reden, ohne dass sie etwas anderes zu sich nehmen als einen Salat und ein Mineralwasser. Tapfer behaupten sie nach ein paar Bissen, pappsatt zu sein und dass bei ihnen schon eine Kohlrabi ähnliche Ekstase auslöst wie bei anderen ein Stück Erdbeertorte mit Schlagsahne.

In Irland nennt man so etwas »fish-and-point«. In Notzeiten stellten irische Mütter eine große Servierplatte auf den Tisch, auf die ein Hering gemalt war und in deren Mitte eine Salzpyramide aufragte. Dazu eine Schale mit Kartoffeln. Jeder am Tisch »spießt mit der Gabel eine Kartoffel vom Teller auf, stippt sie in das Salz, deutet auf einen Teil des Fisches und ruft: ›Das ist für mich!‹ Wenn er die Kartoffel isst, ruft er aus: ›Hmmm! Wie gut der Fisch schmeckt. Wunderbar zubereitet! Es geht wirklich nichts über einen frischen Hering!‹« (Jeremy McClancy: Gaumenkitzel, Frankfurt 2001, S. 122).

Wie der Fliegende Holländer Bernard Fokke ist man – will man dauerhaft ganz dünn sein – dazu verdammt, lebenslang über ein Meer aus Reiscrackern, Rohkost, Mineralwasser und gedünstetem Fisch zu segeln. Ohne Aussicht auf Erlösung. Dafür mit einem beinharten täglichen Fitnessprogramm. Denn Hungern allein bringt eben nicht den gewünschten Erfolg: So ein mageres Leben sieht dann in etwa so aus wie das von Jennifer Aniston (»Gala« vom 29. Oktober 2009). »Ich nehme nicht mehr als 1300 Kalorien am Tag zu mir.« Dazu stehen bei ihr täglich zwei Stunden Sport auf dem Programm. An Drehtagen steht sie dafür schon mal um drei Uhr morgens auf. Da könnte man sich natürlich überlegen: Ist es das eigentlich wert? Ein Leben, das in etwa so befriedigend ist wie ein Daueraufenthalt in einem Taliban-Ausbildungslager? Und vor allem: Eines, in dem alles, was Beziehungen ausmacht, dem strengen Diät-Gott unterworfen wird? Gemeinsame Essen, ausschlafen, Frühstück im Bett, gemütliche Knabbereien vor dem Fernseher – sie sind, noch bevor das erste Pfund seine Koffer gepackt hat, die ersten Opfer einer Diät.

Das klingt ziemlich trostlos, so trostlos, dass man allein schon dafür verdammt werden kann, dass man darüber spricht. So wurde das Comingout von Jennifer Aniston als tapferster Soldat des großen Diät-Gottes von einem Promi-Magazin mit dem Bannstrahl »out« belegt. Und auch Liz Hurley (44), Schauspielerin und Model, bekam medial ordentlich was auf die Ohren, nachdem die Meldung verbreitet wurde, sie habe Kaffee und Wein von ihrem Speiseplan gestrichen, weil ihr gesagt worden sei, das würde dick machen. Sie trinke nun Wodka auf Partys. In der »Daily Mail« war zu lesen: »Ich mag Wodka nicht besonders, aber wenn ich auf einer Party bin, trinke ich einen kleinen Wodka mit viel Sprudelwasser und einem großen Spritzer Zitrone. Am Anfang hat es wie Medizin geschmeckt, aber ich habe mich daran gewöhnt.« Schon nach der Geburt ihres Sohnes Damian vor sieben Jahren hatte Hurley eine strenge Diät gemacht: Sie esse nur eine Mahlzeit am Tag und gehe häufig hungrig zu Bett, verriet sie damals. Zu viel Realismus für die sogenannten »Promi-Experten«. Die reagieren regelmäßig so pikiert auf Nachrichten aus dem Backstage-Bereich des Diätwahns wie ein Dreijähriger, dem man erzählt, dass es weder das Christkind noch den Osterhasen gibt.

Von RTL bekam Liz Hurley deshalb wegen »bedenklicher Abnehm-Tipps« die Rote Diät-Karte. Und als das Model Kate Moss, nach einem Lebensmotto befragt, im November letzten Jahres antwortete: »Nichts schmeckt so gut wie das Gefühl, dünn zu sein« – einer der Leitsprüche der Pro-Anorexie-Seite »Starving for Control« –, brach ein solcher Sturm der Entrüstung los, als hätte sie gesagt, sie würde morgens Katzen frühstücken. Offenbar hatte man gedacht, dass einem eine Figur wie die ihre von der Zahnfee gebracht wird und morgens unterm Kissen liegt, wenn man sie sich abends nur ganz fest gewünscht hat. Kate Moss führte in dem Interview zwar noch weiter aus: »Das ist eines meiner Motti, und man versucht es und erinnert sich immer wieder an den Spruch, aber es funktioniert nicht!«, beschrieb also durchaus die Unmöglichkeit, ohne Nahrung auszukommen. Aber diese Relativierung passte wohl nicht in die Bemühungen der Medien, die größtmögliche Betroffenheit seit dem Tod von Lady Di vorzutäuschen. Sie wurde größtenteils ausgelassen.

Ähnlich wie beim Jugendwahn, bei dem ja auch immer standhaft behauptet wird, das Straffe um Stirn, Wangen und Augen noch bei über Sechzigjährigen verdanke sich allein viel Wasser, Schlaf und guten Genen, will man es auch beim Dünnsein lieber nicht so genau wissen. Auch dort teilt man die Welt in die »Guten« ein, die tapfer beteuern, eigentlich alles essen zu können, und in die »Bösen«, die nicht nur das Ziel, sondern auch den Weg dorthin offenbaren. Frei nach Tucholsky wird schon aus Prinzip »beim Happy-End meistens ausgeblendet«.

Wir sollen schlank sein, dürfen dabei aber keinesfalls angestrengt oder verkniffen wirken. Das Diäten-Märchenwunderland soll ein Hort der Mühelosigkeiten sein, in dem man bloß mit ein bisschen Verzicht – »Für mich bitte keine Salami auf der Pizza, aber ich nehme noch einen Rotwein!« – die Traummarke »dünn« erreicht. Oder mit einem Lächeln auf dem Lippen vor einem Teller mit gedünstetem Gemüse sitzt und tapfer behauptet: »Mehr brauche ich gar nicht!« Keiner will wissen, wie viel Anstrengungen, wie viel Verzicht, wie viel Irrsinn und auch Traurigkeit in mancher Größe 36 stecken. Könnte ja sein, dass da draußen ein paar Tausend 42er oder 44er sagen: »Bitte? Das ist der Preis? Mit dem Aufwand könnte ich ein Haus bauen, einen Doktortitel machen, meine erste Million verdienen. Dann bleib ich doch lieber so, wie ich bin.«

Heute spricht man deshalb auch viel lieber von »Ernährungsumstellung« statt von »Diät«. Das klingt erstens so, als hätte man es nötig abzuspecken, und zweitens ziemlich vernünftig. Allerdings erfüllt der Verzicht auf so ziemlich alles, was man lange ganz schön lecker fand, strenggenommen natürlich auch alle Kriterien einer »Diät«. Mit den entsprechenden Risiken. Orthorexia nervosa nennt sich die brandneue Essstörung, der Zwang, sich gesund zu ernähren. »Orthos« kommt aus dem Griechischen und heißt »richtig« und »orexis« bedeutet »Appetit«. Im Prinzip trägt dieses Essverhalten auch alle Züge einer Diät: Gesunde Ernährung wird »der Mikrokosmos, um den sich alles dreht«, so das Deutsche Ernährungsforum (http://www.d-e-f.de/news/ernaehrung/ernaehrung.htm). Ferner würde das ganze Streben unter den Aspekt gestellt, ob das Körpergewicht stimmt und in ausreichendem Maße Vitamine sowie Spurenelemente aufgenommen wurden. Man kasteit sich zwar genauso wie jemand, der bloß noch harte Eier isst oder wochenlang von Kohlsuppe lebt, hat aber vermeintlich einen Unbedenklichkeitsnachweis dabei, auf dem steht: »Der Gesundheit zuliebe«. Auch wenn dafür manche einstmals frohe Tischrunde so sinnesfroh wirkt wie ein Ärztekongress zum Thema »Blasenschwäche«, weil die Lebensmittel vor dem Verzehr erst mal zur Wesensprüfung antreten müssen.

»Gesundes« Essen ist selbst längst eine Art Besessenheit geworden. Frei nach Kästner – »entweder man lebt, oder man ist konsequent« – das Gegenteil von dem Genuss, der damit angeblich verbunden ist. Mit »Fünf am Tag«, also fünfmal täglich Obst und Gemüse, ist man zeitlich ganz schön ausgelastet. Aber das muss es mindestens sein, will man nicht nur schlank, sondern praktisch unkaputtbar werden. Demnach belegen drei Viertel von 196 ausgewerteten Studien, dass wenigstens eine Gemüse- oder Obstsorte mit einer geringeren Krebsrate einhergeht. »Aber unter den 196 Studien gibt es keine zwei, bei denen die gleichen Gemüse- oder die gleichen Obstsorten vor demselben Krebs geschützt hätten«, schreiben Udo Pollmer und Dr. Monika Niehaus in ihrem Buch »Wer gesund isst, stirbt früher« (München 2008, S. 123). Das wäre auch den wissenschaftlichen Befürwortern von »Fünf am Tag« nicht verborgen geblieben. So fällt die Begründung für diese Begrünung des Speiseplans auch aus: »Einen unmittelbaren Nachweis, dass eine Intervention mit Gemüse und Obst das Risiko für Krebs oder auch andere chronische Erkrankungen senkt, gibt es derzeitig nicht. Ebenso fehlen beobachtende epidemiologische Daten, die belegen, dass eine Änderung der Ernährungsgewohnheiten im Sinne einer Erhöhung des Gemüse- und Obstverzehrs im Erwachsenenalter das Erkrankungsrisiko für Krebs und andere chronische Erkrankungen zu senken vermögen.« (Ebenda.)

Sonst müssten die Deutschen ja auch kerngesund sein. Immerhin steigt der Pro-Kopf-Verbrauch von Gemüse und Obst seit den 50er Jahren kontinuierlich an. Es wird weniger Fleisch und Wurst gekauft, und auch bei den Fetten sinkt der Verbrauch. Was man etwa von der Krebsrate leider nicht sagen kann. Überhaupt fragt man sich bei all den Möglichkeiten, ernährungsphysiologisch zu sündigen, die beinahe täglich Zuwachs bekommen, wie es die frühere Generation geschafft hat, zu überleben. Nicht wegen des Zweiten Weltkriegs oder der Spanischen Grippe, sondern wegen Sonntagsbraten, Schwarzwälder Kirsch, Russischen Eiern und Käseigeln.

Mit dem Essen verhält es sich heute ein bisschen wie mit den Filmen, in denen Männer ihre Ehefrauen dadurch verrückt zu machen versuchen, dass sie ständig Dinge woanders hinlegen. Ein Überangebot an sich ständig widersprechenden Nachrichten sorgt dafür, dass man sich in seinem eigenen Kühlschrank kaum besser zurechtfindet als ein Pinguin auf dem Ballermann. Mal ist Kaffee böse, dann wieder gut. Erst soll man frühstücken, weil das schlank macht (»Menschen, die frühstücken, nehmen zwar mehr Kalorien zu sich, verbrennen diese aber auch schneller.«), jetzt soll das angeblich nicht stimmen. Und während man als notorischer Nachsalzer praktisch jahrelang auf dem elektrischen Stuhl saß und darauf wartete, dass einer den Hebel umlegt, darf man heute getrost auch in aller Öffentlichkeit zum Salzstreuer greifen. Erst waren Eier wegen des vielen Cholesterins ungesund, jetzt gelten sie als unbedenklich. Und dann das Gerücht, man müsse so viel trinken, dass sich schon die Anschaffung einer privaten Dixie-Toilette lohnen würde – auch das ist vom Tisch. »Dagegen konnte inzwischen nachgewiesen werden, dass Menschen, die sich zwingen, über ihren Durst zu trinken, sich schaden können.« (www.zeit.de) Das alles natürlich unter Vorbehalt. Es ändert sich ja dauernd. Eben, weil sich die Ernährungsforscher nicht, wie Hans-Ulrich Grimm (Häuptling eigener Herd, Stuttgart 2003/17, S. 20) schreibt, in eine entlegene Höhle in den Bergen Georgiens zurückgezogen haben und zur Buße schweigen. »Sie sind immer noch da und ziehen schon wieder in einen Kampf«, immer neue Fress-Feinde auszugucken.

Für uns, die wir immer wieder aufs Neue glauben, dass ihre Erkenntnisse dasselbe sind wie das, was Moses vom Berg Sinai mitbrachte, bringt Regine Sylvester das Dilemma in der Zeitschrift »Brigitte Woman« (07/2009) auf den Punkt: »Meine Freundin Christiane hat mich neulich ins Gebet genommen: Es mache ihr keinen Spaß mehr, mit mir in ein Restaurant zu gehen. ›Du isst nicht mit Lust‹, sagte sie. Ich antwortete, dass ich auf meine Figur achte. ›Und? Hat es geholfen?‹, fragte Christiane, die mich lange kennt. Hat es nicht.«

Warum tun wir uns das an?

Bleibt die Frage: Warum ist Dünnsein zu einer regelrechten Religion geworden? Wie konnte Moppelichkeit ein solcher Makel werden, obwohl bislang keinerlei Nachweis erbracht werden konnte, dass es ungesund ist? Warum orientieren wir uns an Frauen, die hauptberuflich mit ihrer Figur befasst sind, weil sie entweder damit ihr Geld verdienen und/oder mit Männern verheiratet sind, die nach der Devise »Mein Haus, mein Auto, mein Privatflugzeug – und dann war leider kein Geld mehr übrig, meiner Frau etwas Vernünftiges zum Essen zu kaufen«, Ausstellungsstücke statt Partnerinnen suchen?

Ein paar Antworten auf die Frage, wer da eigentlich beim Dünnen-Kult die Fäden zieht, soll man auf den Golfplätzen der Welt, auf Promi-Galas und in den Boutiquen der Luxus-Shopping-Meilen finden. Dort begegnet man ja eher einem grün gestriften Kaninchen als einer Frau mit Konfektionsgröße 40 aufwärts. Ist doch mal ein Moppel dabei, hat er sich vermutlich in der Tür geirrt, den Personaleingang mit dem Haupteingang verwechselt. Bei den oberen Zehntausend erkennt man nämlich schon an der Kleidergröße, wer dazugehört und wer nicht. Und wenn dort – zumindest beim weiblichen Teil – oft mehr kalorische Kargheit herrscht als in einem Hartz-IV-Haushalt, dann ist das eine Art Vereinsabzeichen, das sagt: Ich gehöre hierher.

Dünnsein muss man sich erst mal leisten können. Finanziell und auch zeitlich. Klingt obszön, ist aber was dran. Das schreibt auch der Wissenschaftsautor Thilo Spahl. Demnach habe die Anti-Dicken-Hysterie nur oberflächlich mit der Besorgnis um die Volksgesundheit zu tun. »Sie ist in erster Linie ein Mittel der sozialen Abgrenzung, ein Mittel zur Selbstbestätigung der gehobenen Mittelschicht.« (»Welt« vom 14. Oktober 2009) Schlank und sportlich zu sein signalisiert, man hat es geschafft. Es ist der Stallgeruch, an dem sich weltweit die Erfolgreichen erkennen sollen, noch bevor sie »Gestatten: XY« sagen können. Jene also, die sich Personal-Trainer, Ernährungsberater und Hauspersonal leisten – alles Hilfsmittel, die das Dünnsein doch sehr erleichtern. Die allgemeine Fettpanik sei deshalb nichts anderes als ein Mittel, sich nach unten abzugrenzen.

Erst die Assoziationskette »Dick ist gleich unterprivilegiert« habe dem Dünnsein zu solch einer Bedeutung verholfen, so auch der Soziologie Friedrich Schorb in »Dick, doof und arm?«. Der dicke Körper soll eine zuverlässige Aussage über die Unfähigkeit einer Person zur Selbstdisziplin und Vernunft machen, denn wer dick ist, scheint nicht einmal für sich selbst vernünftig und vorausschauend sorgen zu können. Eine Argumentation, bei der ein Aspekt fehlt: dass Frauen doppelt hart nach dem beurteilt werden, was sie auf den Rippen haben. Nicht nur, weil sie – nach wie vor – sozusagen die Gralshüterinnen der Vorratskammer sind und nicht nur jedes Extrapfund, sondern auch jedes dicke Kind und jeder dicke Mann irgendwie auf sie zurückfällt. Männern werden ein paar Pfunde mehr ähnlich leicht vergeben wie ihre Unlust, sich am Haushalt zu beteiligen. Es ist, als würden sie mit einem Entschuldigungsschreiben auch für Übergewicht geboren. Sie werden längst nicht so gnadenlos danach be- und verurteilt, was sie auf die Waage bringen.

Wie groß die Unterschiede sind, die zwischen einer moppeligen Frau und einem moppeligen Mann gemacht werden, ergab eine amerikanische Studie. Demnach werden Frauen mit einem BMI zwischen 30 und 35 dreimal häufiger wegen ihres Gewichts diskriminiert als Männer. Und im Vergleich zu anderen Diskriminierungsformen steht das Gewicht bei Frauen an dritter Stelle – nach Geschlecht und Alter – und noch vor der Hautfarbe. Für Frauen gilt also doppelt, dass Dünnsein für sie so etwas wie der siamesische Zwilling von Glück, Reichtum, Jugendlichkeit, Leistungsbereitschaft und Sorglosigkeit geworden ist.

Optik gilt noch immer mehr für Frauen als für Männer als die einzige Zugangsberechtigung für die schönen Seiten des Lebens. Das macht das Dünnsein zu einem Produkt, das mit ganz bestimmten Gefühlen verbunden wird. Wir sollen glauben, dass, wer dünn ist, automatisch glücklicher, jünger, begehrenswerter ist, und also die Botschaft »kaufen«. Nicht nur im übertragenen Sinn, sondern ganz materiell: in Form von Nahrungsmitteln, die angeblich nicht zu Buche schlagen, in Diät-Drinks, -Programmen, -Ratgebern.

Einmal abgesehen von der Single-Quote in Hollywood, die ja dann eigentlich gegen null gehen müsste: Würde stimmen, was behauptet wird, weiß ich ebenso wie jede andere Frau, die jemals zweistellig abgespeckt hat, dass das Glück leider nicht an der Tür klingelt, sobald die Waage die vermeintliche Traummarke erreicht. Auch dann werden einem die Chancen nicht frei Haus geliefert. Der Chef kommt nicht vorbei und sagt: »Frau Müller, jetzt, wo Sie so schlank geworden sind, werde ich Sie natürlich nicht mehr entlassen. Sie bekommen den Chefsessel von Herrn Schmidt, der hat fünf Kilo zugenommen und muss nun in die Buchhaltung, da ist nicht so viel Publikumsverkehr.« Ehemänner werfen sich einem nicht an den Hals und schluchzen: »Jetzt, wo du so dünn bist, werde ich den Haushalt übernehmen, und vergiss das mit meiner Affäre. Ich schaue nie mehr eine andere an!« Der Banksachbearbeiter wird sich aller Voraussicht nach den Satz: »Ach, Größe 36? Da vergessen wir natürlich die Sache mit den Überziehungszinsen.« verkneifen, und auch die Deutsche Lottogesellschaft bleibt reichlich unbeeindruckt. All das sind Illusionen, die nur den Absatz steigern.

Dünnsein ist ein Produkt, und wo ein Produkt ist, geht es ums Geld. »Auf rund 40 Milliarden US-Dollar wird das Umsatzvolumen der US-amerikanischen Diätindustrie geschätzt. In Deutschland werden allein für Diätlebensmittel mindestens 1,8 Milliarden Euro jährlich ausgegeben. Ratgeber, Gebühren für Abnehmkurse und selbstfinanzierte Kuraufenthalte noch gar nicht mitgezählt.« (Friedrich Schorb, S. 63) Allein das Unternehmen WeightWatchers, das weltweit Abspeck-Kurse anbietet, setzt pro Jahr mehr als 350 Millionen US-Dollar um. Es wird suggeriert, dass man mit einer »erfolgreichen« Gewichtsabnahme auch anderweitig bald zu den Siegern gehört. So heißt es u.a. auf der Website (www.weightwatchers.de): »Neben der Gewichtsüberwachung wird auch eine Reihe spezifischer Techniken vermittelt, die das kognitive Verhalten verbessern, also das Denken trainieren. Diese WeightWatchers-Techniken mit dem Titel ›Werkzeuge zum Erfolg‹ beruhen auf anerkannten Strategien zur Neustrukturierung innerer Denkabläufe mit dem Ziel, die Fähigkeit zu positiven, dauerhaften Veränderungen zu stärken.«

Aber sowenig man von Robbie Williams eingeladen wird, bloß weil man seine CDs kauft (sehr schade übrigens), sowenig kommt RTL-Exclusiv zu einer Homestory vorbei, nur weil man sich unter größten Mühen in eine Konfektionsgröße 38 gehungert hat. Im Reich

des Essens nennt man so etwas eine negative Kalorien-
bilanz: Man steckt viel rein, und es bleibt weniger als
nichts hängen. Nicht auszudenken, man würde das
ganze schöne Geld etwa in Bildungsmaßnahmen oder
Sozialausgaben stecken, würde Mädchen ermuntern,
sich spannende Berufe zu suchen, würde Fortbildungen
für Frauen finanzieren. Unglaubliche Ressourcen könnten so freigesetzt werden, wären wir nicht so mit der
fixen Idee beschäftigt, erst dünn sein zu müssen, damit
es auch mit dem Rest des Lebens klappt.

Genau genommen ist aber nicht das Dicksein der Zustand der Erfolglosigkeit. Vielmehr ist es das Streben
nach dem Dünnsein, das uns von den Erfolgen fernhält.
Jedenfalls von den Erfolgen, die jenseits von Umkleidekabinen, Germany's-Next-Topmodel-Contests, Cheer-
leader-Auswahlverfahren, Baustellen – »Hey, Süße, rate
mal, was ich in der Hose habe!« – stattfinden. Ganz einfach, weil der vermeintliche Generalschlüssel fürs große
Glück kaum noch Energien für anderes übrig lässt.

»Hunger reduziert das, worauf ein Verstand sich kon-
zentrieren kann, und das ist für unsere Gesellschaft attraktiver als ein Verstand, der sich gehen lässt. Hunger
macht aus Frauen kranke Babys«, so Naomi Wolf in
»Mythos Schönheit« (Reinbek 1993) zu einem weiteren
Grund, weshalb wir ständig zum Dünnsein angehalten
werden. So ganz ohne Kalorienzufuhr ist man schließlich kaum noch in der Lage, in seinem Leben mehr zu
stemmen als die Designer-Sonnenbrille. Ganz zu schweigen vom Einsatz für bessere Schulen und Universitäten,
für die eigene berufliche Laufbahn und dafür, dass die
Hausarbeit endlich gerecht geteilt wird. Um solche Pläne
zu realisieren, braucht man Tatkraft und Energie. Und
man muss den Kopf frei haben. Hat man aber nicht,
wenn man sich ständig damit befasst, was man essen
darf und was nicht, ob man gefällt oder nicht.

»Nach Perfektion zu streben ist ein kompletter Extra-Job«, schreibt auch Crystal Renn (Hungry, S. 136). Und: »Wenn unser Fokus auf unserem Körper liegt, können wir die Welt um uns herum nicht mehr in den Blick nehmen.« Dabei hätte sie es dringend nötig. Zumal seit Männer quasi wöchentlich Milliarden versenken und es schon deshalb sträflich leichtsinnig wäre, sie auf ihren Spielplätzen alleinlassen zu müssen, weil man gerade mit einer neuen Diät beschäftigt ist.

Es geht beim Dünnsein um weit mehr als bloß eine Formsache. Wir könnten eine Menge Lebens-Gewicht in allen Bereichen – Politik, Kultur, Wirtschaft – auf die Waage bringen, wenn wir aufhören würden, uns neben allem, was wir sonst so leisten, kleiner machen zu wollen, als wir gedacht sind. Ich glaube natürlich nicht wirklich daran, dass sich da draußen regelmäßig eine Geheimgesellschaft trifft, die jedes Jahr aufs Neue den Kriterienkatalog »Idealfigur« etwas straffer fasst – »Also für die nächsten zwölf Monate würde ich mal eine Kleidergröße 36 – ach, was – sagen wir doch gleich 34 – als Plansoll vorgeben, da haben die schön was zu tun.« Aber Fakt ist, dass wir uns schon deshalb in vieles gar nicht erst einmischen, weil wir glauben, erst mal optisch tipptopp sein zu müssen, bevor wir den Mund aufmachen dürfen. Das bringt natürlich eine Menge Vorteile. Jedenfalls für diejenigen, die in der Zeit, in der wir uns mit dem Zusammenstellen komplizierter Speisepläne – »Bloß keine Kohlenhydrate, niemals Butter, auf keinen Fall Süßes« – intellektuell völlig ausgelastet fühlen, ihre Karrieren ausbauen, wichtige Posten besetzen und weitgehend unbehelligt tun können, was ein Mann so tun muss: Firmen schließen, Leute entlassen, mal eben an den Fäden der Weltpolitik ziehen. Traut sich doch mal eine, über den Rand ihres Salattellers oder ihrer Kohlsuppenschüssel zu schauen, weiß man ja, wie man sie kriegen kann: Man mäkelt an ihrem Aussehen herum. Das ist die moderne Form, Frauen einen Platzverweis zu erteilen.

Niemand würde heute noch sagen, Frauen gehören an den Herd oder Frauen sollten sich ausschließlich um ihre Kinder kümmern. Dafür könnte man eine Menge Ärger bekommen. Außerdem macht es alt. Stattdessen sagt man: »Sie ist nicht weiblich genug.« Oder: »Mit der Figur würde ich an ihrer Stelle den Mund nicht so voll nehmen.« Oder: »Die soll erst mal abnehmen, bevor sie anderen Ratschlägen erteilt.« Naomi Wolf schreibt dazu, dass es doch bemerkenswert ist, wie immer dann in der Geschichte, wenn Frauen besonders (vielleicht zu) emanzipiert waren, die Models – die Inkarnationen von Schönheit – immer dünner und durchscheinender wurden. Als Beleg liefert sie einen kleinen Rundgang durch die »Formen-Geschichte«. Um 1910 sei es etwa attraktiv gewesen, sanfte, gerundete Hüften, Oberschenkel und Bäuche zu haben – eine Figur, die sich Gott wohl so gedacht hatte, als er Eva schuf. In den zwanziger Jahren des letzten Jahrhunderts, als Frauen das Wahlrecht bekamen, schrumpfte das Schönheitsideal. Die Models wurden knochiger und kraftlos, und die Frauen begannen zu hungern. In den fünfziger Jahren, als die Rechte der Frauen sich quasi auf das Zusammenstellen der Einkaufsliste beschränkten, waren die Frauen dann wieder kurviger. Mit den sechziger Jahren und der Emanzipationsbewegung brachen dann wieder magere Zeiten an. Eine Entwicklung, die, so Naomi Wolf, bis heute anhält und immer extremer abgemagerte Schönheitsideale hervorbringt. (Johann Hari im »Independent« vom 21. September 2009)

Kurz: Je erfolgreicher die Frauen, desto schmaler die Form, in die sie sich zwängen sollen.

Wolf glaubt, dass die alten Strukturen – dem Mann gefällt die Frau, die ihm gefallen will – tief in unserer

DNA angelegt sind. Bei beiden Geschlechtern. Frauen hätten unbewusst Schuldgefühle wegen ihres Erfolges und ihrer Selbständigkeit. Sie fürchteten, vielleicht zu weit gegangen zu sein. Und so sei die Sehnsucht nach dem Dünnsein eine Art Nabelschnur, die einen mit den traditionellen Rollenmustern verbindet. Nach der Devise: »Lieber ein bekanntes Unglück als ein unbekanntes Glück«, hätten die Frauen die Gefangenschaft in der Küche durch das Gefangensein in einem unerreichbaren Ideal ersetzt. Ganz so, als wäre man nicht ganz Frau, wenn man nicht an einer furchtbaren Last zu tragen hätte.

Klingt etwas übertrieben. Sieht man sich allerdings Artikel an wie den, der kürzlich in einer Frauenzeitschrift erschien scheint es bei Frauen – gerade bei jenen, die es absolut nicht nötig hätten – insgesamt einen Rechtfertigungsbedarf zu geben, der umso größer ist, je weiter sie sich von der Küche entfernt haben. Dort ging es darum, wie man es einen Mann möglichst nicht spüren lässt, wenn man als Frau mehr verdient als er. Nicht dass solche Frauen ständig »Ätschibätschi« sagen, Fotokopien ihres Gehaltszettels in der ganzen Wohnung verteilen und im Freundeskreis jedes Mal fragen: »Wisst ihr eigentlich, was ich verdiene?« Allein der Umstand eines höheren Gehalts könnte das männliche Ego so verletzen, dass man damit besser ähnlich verschwiegen umgeht wie mit einem Genitalherpes. Keinesfalls darf man mit dem eigentlich gebührenden Stolz wenigstens ein-, zweimal fallenlassen, dass man sich freut, auch finanzielle Anerkennung für die eigene Arbeit zu bekommen. So wie es ein Mann tun würde.

Ähnlich verhält es sich mit dem Dünnsein. Es signalisiert Männern, egal wie erfolgreich eine Frau ist, eigentlich steht nicht die Karriere ganz oben auf ihrer Prioritätenliste, sondern die Bemühung zu gefallen. Dünnsein

144

ist so gesehen eine Art Beruhigungsmittel für Männer und Frauen. Und damit auch der Hebel, an dem man bei Frauen immer ansetzen kann. Oder sagen wir: fast immer. Ein paar wenige machen nämlich mittlerweile vor, wie weit man kommen kann, wenn man sich seinen eigenen Maßstab schafft.

Zum Beispiel die Kanzlerin: Angela Merkel. An ihr perlten die jahrelangen Versuche, sie da zu kriegen, wo man Frauen gewöhnlich immer kriegt – an ihrem Äußeren – einfach ab. Statt sich zu grämen und gefälligst dafür zu schämen, dass sie nicht in das Nullachtfünfzehn-Format handlicher Weiblichkeit passt, ging sie einfach darüber hinweg. Dabei wurden wirklich große Geschütze aufgefahren, solche, die man exklusiv für Frauen reserviert hat: Kritik an ihrer Frisur, an ihrer Figur, an ihrem Outfit. Praktisch an allem, was Frauen gewöhnlich dazu bringt, daheim ganztägig in ihre Kissen zu weinen und erst wieder rauszugehen, wenn sich die nächste totale Sonnenfinsternis in Deutschland ankündigt (nebenbei: die findet am 3. September 2081 statt). Zur allgemeinen Überraschung trollte sich Angela Merkel jedoch nicht. Einige ihrer Kollegen sind vermutlich bis heute noch unter Schockstarre, weil sich da eine Frau gefunden hat, die in etwa sagt: »Und wenn Sie mich zehnmal zu dick finden, sage ich Ihnen trotzdem: Erstens ist es mir schnuppe und zweitens: *Ich* bin Kanzler!«

Oder Michelle Obama, eine athletische Erscheinung, durchtrainierte 1,82 Meter. Sie lässt keinen Zweifel daran, wie attraktiv es ist, etwas mehr im Kopf zu haben, als man braucht, um seinen BMI zu berechnen. Eine Frau, deren Kurven Power signalisieren, Souveränität. Für die Weltöffentlichkeit offenbar eine verstörende Erfahrung. Außer Angela Merkels Frisur wurde wohl kaum etwas mehr diskutiert als die Freimütigkeit, mit der die amerikanische First Lady zeigt, was sie hat –

nämlich ein paar Oberarme, die vermutlich nicht mal in Carla Brunis Jeans passen. Als Michelle Obama in der populären Talk-Show »The View« des Senders ABC mit einer Ernährungsexpertin gesunde Frühstückskost erörterte, verließ sie munter den mit Obst und Ballaststoffen gepflasterten Pfad der Vernunft. Auf keinen Fall wolle sie morgens auf gebratenen Speck zum Toast verzichten, verkündete sie. Wozu auch? Schließlich hat sie im Leben ein paar Ziele, für die man ordentlich Nervennahrung braucht. Zum Beispiel endlich aus diesen öden Berichterstattungen herauszukommen, in denen Frauen vor allem als Kleiderständer bewundert werden.

Als sich Michelle Obama und Carla Bruni-Sarkozy anlässlich des 65. Jahrestages der alliierten Invasion in der Normandie trafen, wurde in der Welt episch darüber nachgedacht, welches von den beiden weißen Kleidern das ansprechendere ist. »Somit wurde das Duell von Straßburg eindeutig zugunsten Carlas entschieden – und in Modekreisen die Vorfreude auf ein finales Shoot-out genährt.« (»Welt« vom 23. Juni 2009). Das – so viel ist mal sicher – kann Michelle Obama gut wegstecken. Nicht bloß wegen des Specks zum Frühstück. Sie ist Harvard-Absolventin, verließ die Universität mit einem juristischen Doktortitel, war unter anderem Beraterin des Bürgermeisters und Hilfsbevollmächtigte für Planung und Stadtentwicklung der Stadtverwaltung von Chicago und Executive Director des Chicagoer Büros der Nichtregierungsorganisation »Public Allies«.

Und obwohl man genauso wenig gegen Dünne sagen sollte wie gegen Dicke, bloß weil sie dünn oder dick sind, lässt sich gerade an Carla-Bruni-Sarkozy zeigen, wie auch der Hunger nach Bestätigung und Begehrtsein nie zu stillen ist, wenn man seinen Daseins-Schwerpunkt allein auf die Optik, die Figur, legt (okay, und vielleicht noch auf ein sehr, sehr zartes Stimmchen – das allerdings ohne die dazu passende Figur vermutlich ganz exklusiv nur in Pariser Vorort-Discos zu hören wäre). Und wie trostlos es wirkt. Auf ihrer Homepage findet sich im Carla-Bruni-Sarkozy-ABC etwa unter B der »bibi«, also das graue Damenhütchen, das sie bei einer Englandreise im Frühjahr 2008 trug und für das sie, in Kombination mit dem ebenfalls grauen Dior-Kleid, sehr gelobt worden sei. »Mit diesem Kostüm belegte Carla Bruni-Sarkozy schnell die Schaufenster der Kioske.«

Das ist natürlich enorm wichtig für die Weltöffentlichkeit und für Carla Bruni-Sarkozy. Wie es überhaupt zum Lebensinhalt der Präsidentinnengattin gehört, stets eine gute Figur zu machen. Gern auch im direkten Vergleich mit weniger Privilegierten, weil man dann gleich viel dünner und schöner und hinreißender wirkt. So schreibt die »Zeit« (vom 13. Oktober 2009) über www.carlabrunisarkozy.org: »Auf der Seite in Pastelltönen ist Carla mit faltigen Weltenlenkern, HIV-Opfern und anderen Politikergattinnen zu sehen, also immer mit Menschen, die kleiner, dicker, stilloser und unbeholfener wirken als das Exmodel; selbst Michelle Obama wirkt neben ihr irgendwie ein wenig plump. Beinahe ist es, als würden all diese Gipfeltreffen vor allem dazu einberufen, Carla Bruni zur Geltung zu bringen. Nicht nur todlangweilig ist das, sondern auch unsympathisch – genau die Mischung, die man vermeiden will, wenn man PR macht.« Und wenn man etwas anderes sein will als ein Exmodel, das den Sinn des Lebens, ihre Perspektive, ihre Zukunft allein auf der Waage und im Kleiderschrank sucht.

Beth Ditto, Jahrgang 1981, wäre im Prinzip ein ideales Co-Fotomotiv, sozusagen das perfekte Beiboot. Nicht nur für Carla Bruni-Sarkozy, sondern für jede Frau bis Kleidergröße 44. Mindestens. Mit ihrer Figur könnte die Punksängerin der Band »Gossip« geradezu hauptberuflich als wohltuende Vergleichsgröße arbeiten, würde ihr nicht ein entscheidender Faktor für den Triumph des Dünnseins über ihre ausufernden Formen gänzlich fehlen: Der eingezogene Kopf, die hängenden Schultern – der ganze Ausdruck, der sagt: »Ich schäme mich, so dick zu sein.« Im Gegenteil. Gern zwängt sie sich in hautenge Bühnenoutfits – und das mit einem BMI, mit dem andere schon über Selbstmord oder wenigstens eine Burka nachdenken.

Trotzdem oder gerade deshalb hat sie es zum Titel »Queen of Cool« gebracht. Das Musikmagazin »New Musical Express« krönte sie 2009 zur »Sexiest Woman of the Year«. Sie saß bei David Letterman auf dem Sofa, machte für Fendi Werbung und war die meistfotografierte Frau der Pariser Modewoche im März 2009. Als der Condé Nast Verlag – immerhin derselbe Verlag, in dem auch die »Vogue« erscheint – in England sein neues Trendmagazin »Love« auf den Markt brachte, zierte sie nackt bis auf ein Tattoo das Cover der ersten Ausgabe. Überschrift: »Icons of Our Generation«. Und das nicht obwohl, sondern gerade weil sie gar nicht daran denkt, ihre Pfunde als Makel zu betrachten. Selbstbewusst präsentiert sie ihre Speckrollen und erntet mit der Präsentation ihrer XXL-Figur eine Fassungslosigkeit, als sei sie ein Irrtum der Natur. In der Schöpfung des Dünnen-Paradieses einfach nicht vorgesehen.

An Beth lässt sich sehr gut ablesen, dass Frauen, die sich einmal nicht wegen ihrer Konfektionsgröße grämen, schlicht nicht existieren dürfen. Sie habe Depressionen, weil sie so dick sei, wurde ihr schon unterstellt. Ihre Antwort: »Kiss my ass!« Zum Thema Diäten sagt sie: »Ich lernte mich so zu lieben, wie ich bin, und an mich zu glauben, statt mir von anderen einreden zu lassen, ich sei nur ein fettes Stück Dreck.« Und: »Die Engstirnigkeit einiger Leute widert mich an.« Sie habe nicht vor, sich von irgendwelchen Dogmen einschränken zu lassen. Auch eine eigene Modelinie könne politisch sein, sagt Ditto, wenn sie jenseits von Größe 38 und extravagant sei. (»taz« vom 17. Juli 2009.)

Des Kaisers winzige Kleider

Die meisten Designer scheinen an der Idee, Mode für normale Frauen zu machen, ungefähr so viel Interesse zu haben wie an einer Kastration. Einerseits wird zwar behauptet, der Moppel sei weltweit auf dem Vormarsch, andererseits werden die Klamotten immer kleiner. Höschen, Blüschen, Kleidchen – die Mode macht den Eindruck, als wäre sie für Barbieland erdacht. Wie bei Alice im Wunderland scheint alles zu schrumpfen, ist zu eng, zu klein, zu kurz. Alles für Mädchen gedacht. Ausgenommen die Preise. Ist das vielleicht eine erzieherische Maßnahme? Immerhin hatte man in den USA schon mal darüber nachgedacht, keine Kinderklamotten mehr in Größe XXL herzustellen, damit der Nachwuchs nicht nach der Devise lebt: Und wenn ich heute noch einen Hamburger zu mir nehme, dann trage ich eben morgen eine Größe mehr.

Möglicherweise sollen wir uns fürchten, demnächst alle nackt herumlaufen zu müssen, wenn wir zu viel essen. Sind Lagerfeld und Co. dann so etwas wie verdeckte Mitarbeiter der WeightWatchers und auf unser Geld gar nicht angewiesen? Wir sollen uns ihnen anpassen und nicht umgekehrt. Wir sollen müde werden, stundenlang nach dem einen Kleidungsstück zu suchen, das nicht aussieht, als hätten wir uns von der Freiwilligen Feuerwehr das Bierzelt ausgeliehen, und schließlich erschöpft sagen: »Okay, dann manche ich halt noch eine Diät!«

»Karl Lagerfeld, der Couturier und Zyniker, hat genau das zum Konzept erklärt: Er mache Kleider nur noch bis Konfektionsgröße 38, weil seine Kundinnen entweder jung und schön, dünn oder reich genug seien, um sich vom Chirurgen auf die richtige Größe zurechtschnippeln zu lassen«, so Nataly Bleuel in »Brigitte Woman« (http://woman.brigitte.de/schoenheit/mode/kleine-klei dung-1038160). Ganz wie im Märchen vom Aschenputtel, wo sich die bösen Schwestern ein Stück ihrer Füße abschneiden, um in den Prinzessinnenschuh zu passen, sollen wir unsere Körper für die Mode in Form bringen und nicht umgekehrt. Das ist ähnlich rückständig, als würde man von uns verlangen – wie noch in den fünfziger Jahren – erst die Erlaubnis unseres Mannes einzuholen, ehe wir arbeiten gehen dürfen. Warum also versuchen Designer uns wider jede Vernunft alle in die Maße einer Regenschirmhülle zu zwängen?

Die deutsche Modedesignerin Anja Gockel sorgte vor kurzem für helle Aufregung, weil sie als Grund für die extrem kleinen Größen der High Fashion die hohe Schwulenrate der Branche nannte. Die vielfach homosexuellen Designer würden deshalb so winzig kleine Größen produzieren, weil sie knabenhafte Figuren bevorzugten. Dann zählte sie die homosexuellen Designer auf: Dolce & Gabbana, Marc Jacobs, Jean Paul Gaultier, John Galliano, Giorgio Armani, Karl Lagerfeld und Jil Sander. Sie alle seien gegen zu viel Busen und Hüfte. In einem Artikel der österreichischen Zeitung »Der Standard« (vom 9. November 2009) musste sie sich deshalb vorwerfen lassen, sie sei eine »Schwulenhasserin«. Sie würde Schwulen mit ihren Äußerungen unterstellen, pädophile Neigungen zu haben, also vor allem an Jungs interessiert zu sein. Die Argumentation des Autors: dass auch viele heterosexuelle Designer dem Magerwahn mit ihren Entwürfen Futter gäben.

Sicher, das tun sie. Sogar, wenn sie wie Donna Karan etwa selbst ziemlich pummelig sind. Aber wenn wir schon bei Klischees sind: Keiner hat in letzter Zeit davon so ausgiebig Gebrauch gemacht wie Karl Lagerfeld mit: »Da sitzen dicke Muttis mit der Chipstüte vorm Fernseher und sagen, dünne Models sind hässlich.« (www.spiegel.de/panorama/leute/0,1518,654472,00.html) Zeigt sich da nicht auch eine fortgeschrittene Frauenverachtung? Ich finde, da beißt jemand ziemlich fahrlässig die Hand, die ihn füttert.

Aber verlassen wir dies XXL-Fettnäpfchen. Es gibt ja noch Alternativen. Den Gedanken zum Beispiel, dass es schlicht einfacher ist, für Frauen zu schneidern, die im Prinzip alle dieselbe Figur haben. Wer sehr dünn ist, ist einfach sehr dünn. Da gibt es keine Unterschiede etwa beim Po, beim Bauch, beim Busen. Spätestens ab Größe 38 fangen dann die Anpassungs-Probleme an. Und bei Größe 40 wird es langsam schwierig, auch nur zehn Frauen zu finden, denen ein- und dasselbe Kleid passt. Zu unterschiedlich ist die Verteilung. Die eine hat einen größeren Po, die anderen einen größeren Busen, die nächste breite Hüften und die meisten haben einen kleinen Bauch. Vielleicht können die Designer einfach nichts anderes als immer den gleichen Standardschnitt. Ist ja auch viel einfacher, als die schöne Vielfalt berücksichtigen zu müssen. Wie Lucas Cranach keine Füße malen konnte (meine Meinung. Kann natürlich sein, dass die Menschen im Mittelalter einfach evolutionsgeschichtlich noch sehr nahe an den Klammeraffen dran waren.).
Welche geheimen Gründe sich hinter Size Zero auch immer verbergen: Die Mager-Diktatur der Mode ist enorm respektlos und total bekloppt. Es gibt keinen einzigen wirklich vernünftigen Grund, sich ihr zu unterwerfen. Nicht mal die Behauptung, es sei sexy, sehr, sehr

dünn zu sein. Fragen Sie mal Frauen, die die Natur zur Hagerkeit verdammt hat. Planen Sie viel Zeit dafür ein. Es dauert nämlich, bis die von »kein Busen« bis »kein Po« all ihre Lieblings-Makel heruntergebetet haben.

Magerkeit allein bringt einem nicht die Sorglosigkeit und Leichtigkeit einer Siebzehnjährigen zurück. Nicht mal bei Siebzehnjährigen, die sich kasteien müssen, um sehr schlank zu sein. Beinhartes Darben legt sich immer irgendwie aufs Gemüt und nicht nur auf das eigene. Frauen, die nahezu jede gemeinsame Mahlzeit damit verbringen, die Kalorien zu berechnen, auf der Suche nach Fett so vorsichtig in ihrem Essen herumstochern, als wäre dort eine Landmine versteckt, besitzen kaum mehr Erotik als ein Hometrainer. Sofern man sie überhaupt an einen Tisch bringt und sie nicht wie Jennifer Aniston beim Joggen sind, wenn andere frühstücken, oder schon im Bett, wenn andere im Restaurant sitzen. Einfach nur panisch dem Ideal hinterherzuhecheln strahlt nur eines aus: Verzweiflung. Und nur dünn zu sein, ist nicht auch automatisch schön. In einem seltenen Moment der Wahrheitsliebe erzählte Victoria Beckham einmal der Zeitschrift »Harper's Bazaar«, dass sie nackt »wirklich furchtbar« aussehe. »Ich habe so viel hängende Haut in meinem Magenbereich.« Selbstkritisch fügte sie noch hinzu, dass sie außerdem überhaupt keinen Hintern habe.

Ähnliches bestätigte mir auch kürzlich eine Veranstalterin von Miss-Wahlen. »Da haben Sie bestimmt ausreichend Kandidatinnen«, meinte ich, als sie mir sagte, was sie beruflich macht. »Das schon«, sagte sie. »Aber es ist enorm schwer geworden, Mädchen zu finden. Die Figuren sind oft schlimm, weil die Mädchen einfach nur hungern. Sie ernähren sich nicht gesund und treiben keinen Sport. Das sieht man – leider.«

Und sollte man sich nicht auch die Frage stellen, welche Klientel man mit der Figur eines vorpubertierenden Mädchens ansprechen will? Männer, deren Neigungen gewöhnlich durch den Paragraphen 176 des Strafgesetzbuches geregelt werden? So hart es klingt: Wer wegen seiner Figur geheiratet wird, wird auch wegen seiner Figur verlassen. Gleichzeitig verpasst man die wenigen, aber durchaus vorhandenen Wettbewerbsvorteile der älteren und fülligeren Jahre: Entspanntheit, Klugheit, Humor, Souveränität, Entschiedenheit und damit die Möglichkeit, die Modewelt darauf aufmerksam zu machen, dass wir das Geld und die Macht haben, einiges zu ändern.

So wie eine Frau im Internet: »Lassen Sie mich Folgendes sagen: Nur weil Sie, Monsieur, von schmalen Jungs träumen, die über den Laufsteg gehen, bedeutet das noch lange nicht, dass ich auch diesen Traum teile. Ich bin weit davon entfernt, mich dafür zu interessieren, wie das neueste Kleidungsstück an dem ausgemergelten Knochengerüst irgendeines armen Teenagers aus Slowenien aussieht. Und ich bin weit davon entfernt, mich darum zu kümmern, was ein beinahe 80 Jahre alter Deutscher mit einem Pferdeschwanz und einem Faible für Beerdigungsinstitute über meinen Modegeschmack denkt.« (http://kittensfartingrainbows.com/2009/10/12/should-geriatric-men-who-routinely-wear-leather-gloves-for-no-reason-have-so-much-influence-in-fashion/)

Natürlich muss man wie sie Chanel-Kundin sein, um Chanel, also Karl Lagerfeld, die rote Karte zu zeigen. Aber man braucht nicht erst eine der angesagtesten Sängerinnen überhaupt zu sein, um wie Beth Ditto die Fashion-Welt dort zu treffen, wo es sie am meisten schmerzt: am Cool-Faktor. Beth Ditto weigerte sich, in einer Filiale von Englands angesagtesten Klamottenladen TopShop zu spielen, weil sie keine Kleidung in ihrer Größe haben. Man kann einfach aufhören, sich zu fühlen, als wäre man gerade im Nachthemd auf der Straße erwischt worden, wenn eine Verkäuferin säuselt: »In *Ihrer* Größe haben wir nichts!« Man muss nicht beschämt wie jemand, der beim Klauen erwischt wurde, aus dem Laden zu schleichen, bloß weil man eine Größe 42 oder 44 trägt, um sofort eine Diät zu beginnen. Das ist keine Behinderung. Es ist eine ganz normale Größe. Die meisten Frauen tragen sie, und damit haben sie auch das meiste Geld. Entsprechend könnte man sagen: »Wissen Sie was? Ich hatte vor, hier 400 Euro auszugeben. Mindestens. Wirklich schade, dass Sie darauf verzichten müssen. Ich hätte wirklich gern etwas dafür getan, dass Ihr Arbeitsplatz sicher bleibt.«

Kleiner Exkurs über den
weiblichen Ehrgeiz

Dem Verlangen nachzugeben, »sich selbst in der Gesellschaft voranzubringen«, wie der Anthropologe Peter Demerath von der Ohio State University den Ehrgeiz definiert, ist immer noch Männersache. Frauen haben grundsätzlich keinen Ehrgeiz. Will eine trotzdem in ihrem Beruf vorankommen, Karriere machen, Geld verdienen, dann heißt es gleich: Sie wolle sich bloß selbst verwirklichen. Männer tun das nie. Sie haben Ziele, Perspektiven, Visionen. Selbst, wenn sie bloß als Gabelstaplerfahrer arbeiten.

Ehrgeiz ist nach wie vor etwas, das man sich ähnlich wie Schwarzwälder Kirsch oder Kratzen im Schritt als Frau in der Öffentlichkeit tunlichst verkneift. Zu stark ist immer noch die Furcht, fortan mit dem Etikett der schmallippigen Streberin leben zu müssen. Ohne Sex – außer mit batteriebetriebenen Geräten – und ohne Freunde, weil Ehrgeiz für Frauen ja bloß eine armselige Ersatzbefriedigung für mangelnde Zufriedenheit im Privaten ist. Sozusagen der Reiscracker eines Frauenlebens.

Dabei findet man in den angeblich so ehrgeizfreien Zonen – in Kinderzimmern, in Küchen, bei Freundinnentreffen, in Modegeschäften – mehr davon als in jeder Bundesligamannschaft: im Streben nach der schönsten Wohnung, den begabtesten Kindern, den günstigsten Schnäppchen beim Ausverkauf und vor allem – der Idealfigur. Könnte man Ehrgeiz etwa in Watt umrechnen, würde die Energie, die Frauen in Ziele wie Kleidergröße 36 investieren, vermutlich ganz New York jahrelang von der öffentlichen Stromversorgung emanzipieren. Eine unglaubliche Energieverschwendung, die sich vor allem auch der Sorge verdankt, es könne einen noch unattraktiver machen als ein paar Extrapfunde, sich erstens zum Ehrgeiz zu bekennen und ihn zweitens in lohnendere Projekte zu stecken. Dann wäre man ja nicht bloß dick – sondern auch noch eine Karrierefrau und würde in der männlichen Wahrnehmung kaum eine größere Rolle spielen als ein Nagel-Studio.

Immerhin bestätigen Studien, dass ganze 25 Prozent der weiblichen Führungskräfte verheiratet sind, im Unterschied zu ihren männlichen Kollegen, bei denen 92 Prozent eine Ehefrau vorweisen können. Doch seit wann ist der Trauschein ein zuverlässiger Indikator für Leidenschaft? Für regelmäßigen Sex und überschäumende Lust? Außerdem: Bei einer Scheidungsquote von bis zu 50 Prozent ist die Ehe schon lange keine feste Größe mehr, und seit es das neue Scheidungsrecht Exmännern verbietet, ihrem vermutlich drängendsten Wunsch nachzugehen und ihre Ehemaligen lebenslang fürstlich zu alimentieren, wäre es geradezu sträflich nachlässig, alles auf die Optik-Karte zu setzen. Jede Frau kann verlassen werden. Für eine Jüngere und Dünnere oder aber auch – wie prominente Beispiele zeigen – für Frauen, von denen Männer dann sagen: »Sie kommt aus der Branche, sie versteht mich, sie ist so selbständig.« Dann hätte man – würde man seinem Ehrgeiz einen größeren Aktionsradius einräumen als die nächste Diät – auf der Haben-Seite ein eigenes Leben, finanzielle Ressourcen und damit die Souveränität, sich seinen Mann eben nicht danach aussuchen zu müssen, ob er in der Lage ist, einem einen vierwöchigen Aufenthalt in der Mayer-Klinik zu finanzieren.

Und: Weiblicher Ehrgeiz entlastet Männer von der Verantwortung, eine Aufgabe zu erfüllen, für die sie ohnehin nicht wirklich gemacht sind – alleinseligmachend zu sein. Die ist umso größer, je mehr wir in das Projekt »Schlankheit« stecken. Schließlich tun wir es ja auch und vor allem, um weiterhin für ihn attraktiv zu bleiben. Und je mehr wir dafür tun, umso mehr erwarten wir, dass etwas zurückkommt. Etwas Gleichwertiges für all die Anstrengungen. Das müsste sich dann in der Größenordnung von täglich Frühstück ans Bett, Einkarätern, Luxus-Urlauben und mindestens dreimal am Tag »Du bist die Besteschönsteverführerischstesexieste Frau der Welt!« bewegen. Aber das tut es nicht.

Schlau wäre es deshalb, in jeder Beziehung wenigstens noch einmal darüber nachzudenken, ob wir es nicht doch einmal sagen: »Ja, ich bin ehrgeizig! Und ich will erfolgreich sein. Nicht bloß auf der Waage oder in den Umkleidekabinen von Zara & Co., sondern dort, wo es sich wirklich lohnt: bei meiner Arbeit, bei Dingen, die Spaß machen, weil man dafür etwas zurückbekommt.«

Als Frau muss man sich entscheiden: für die Figur und gegen vieles andere. Oder für vieles andere wie Beruf, Kinder, Glück und eben auch Ehrgeiz. Aber deshalb nicht zwangsläufig gegen die Figur. So sagte eine Freundin, voll berufstätig, Mutter von drei Kindern, kürzlich, dass sie das mit der Traumfigur aufgegeben habe. »Es hat einfach zu viel Kraft gekostet, sich auch noch darum zu kümmern.« Sie hat – das nur nebenbei – trotzdem nicht zugenommen. Und sie führt im Übrigen eine sehr glückliche Ehe mit einem seinerseits sehr erfolgreichen Mann, der ziemlich froh ist, mit seiner Frau noch über andere Dinge sprechen zu können als über die Frage: »Findest du mich eigentlich zu dick?«

Wie es anders und
besser gehen könnte

Ständig hüpfen wir wie ein Tennisball auf Speed hin und her zwischen Schuldgefühlen, Verlangen und Selbstkasteiung. Das macht so ziemlich jedes Nahrungsmittel zum Bedeutungsträger. Wir nehmen nicht mehr bloß Kuchen, Müsli, Bratwurst oder Salat zu uns, sondern Sünde, Vergebung, Reue, Hilflosigkeit, Selbstzweifel, Ohnmacht, Hoffnung und die Option auf das große Glück. Es gibt in diesem Dünnen-Kosmos praktisch kein Lebensmittel mehr, das »unschuldig« ist – also frei nach Gertrude Stein: »Eine Pizza ist eine Pizza ist eine Pizza«, oder »Ein Sellerie ist ein Sellerie ist ein Sellerie«.

Im Supermarkt flüstern die Produkte in einem fort: »Wenn du das kaufst, wird dich nie mehr ein Mann ansehen, die Menschen werden sich mit Abscheu von dir abwenden, du wirst nur noch Großraumzelte tragen können.« Oder: »Okay, ich sehe zwar fade aus und schmecke wie ein Stück feuchte Tapete, aber da musst du durch. Denn ich bin das Glück, mit mir wirst du so dünn, wie du es immer sein wolltest.« Oder: »Ich bin zwar ein totaler Fettmacher, aber die perfekte Belohnung für dein langes Darben. Nimm mich. Jetzt sofort. Ich bin maximale Ekstase, der ideale Seitensprung. Niemand kann dir so viel Erfüllung bieten wie ich. Es braucht ja keiner zu erfahren. Wenn du magst, können wir auch das Licht ausmachen. Wir müssen es ja auch nicht gleich tun. Ich warte einfach im Kühlschrank auf dich. Wir treffen uns dann hinter den Magerquark-packungen.«

Man könnte die Sache natürlich auch etwas entstressen. Lebensmittel einfach in zwei Kategorien aufteilen: Schmeckt mir, schmeckt mir nicht. Bei Schokoladenkuchen an »Familienfest« denken und nicht an eine Prüfung des großen Diät-Gottes. Man könnte etwas ganz Revolutionäres tun, seinen eigenen Mauerfall veranstalten, einfach essen, worauf man Lust hat. Sich all das genehmigen, was man zu sich nehmen würde, wenn man nicht auf seine Linie achten müsste. Aller Wahrscheinlichkeit nach würde man damit langfristig sogar weniger zunehmen als mit Diäten. Vorausgesetzt, man schafft es, sich von dem Gefühl zu trennen, dass man jetzt schon für die Zukunft auf Vorrat essen muss, weil die nächste Diät ja so sicher kommt wie die nächste Staffel DSDS. Mit dem Gefühl, dass jedes Lebensmittel jederzeit zur Verfügung steht und man deshalb nicht unbedingt heute zugreifen muss, sondern vielleicht morgen oder nächste Woche zugreifen kann, wäre man entspannt genug, eine Versuchung einmal eine Versuchung sein zu lassen.

Es ist ja bloß Kuchen und nicht Robert Pattinson nackt auf einem Eisbärenfell und daneben der Hinweis: »Sie haben zehn Minuten Zeit und übrigens: Es ist Ihre letzte Gelegenheit.« Mit dem Sex verhält es sich da wie mit dem Essen. Gerade wenn man weiß, dass man immer könnte, braucht man es nicht ständig zu tun. Wer es schafft, seine Nahrungsmittel freizuhalten von den emotionalen Ballaststoffen, der kann auch aufhören, wenn er satt ist, wird sich nicht überessen noch unterversorgen.

Das ganze Kalorienzählen, die dauernde Beschäftigung mit der Nahrung, gerade dann, wenn man eigentlich kaum noch etwas essen darf, frisst ja nicht nur enorm viel Zeit und Energie und – wie gesagt – auch Glück.

Wir vergeuden die schönsten Jahre unseres Lebens damit, uns entweder zu fett zu finden oder uns davor zu fürchten, zuzunehmen. Letzeres zu Recht. Schließlich – siehe oben – sind Diäten längst als die eigentlichen Dickmacher enttarnt. Es ist höchste Zeit, einmal etwas ganz Gewagtes auszuprobieren: zu zeigen, dass Frauen noch sehr viel mehr können, als Kalorien zählen. Zum Beispiel sich nicht mehr von Klamotten demütigen zu lassen und die Propheten des »Dünn ist das neue Schwarz« in die Wüste zu schicken. Ich finde, das ist eine übersichtliche To-Do-Liste und eine – die im Unterschied zu jeder Abspeckkur auch noch ziemlich viel Spaß machen könnte.

Andere Länder, andere Sitten!
Moppel – worldwide
Oder: Where the hell is
Moppel-Paradise?

Gibt es vielleicht irgendwo da draußen in unserer großen weiten Welt einen Hort des Guten, jedenfalls für Speckfrettchen wie mich? Ist Deutschland vielleicht besonders streng? Gibt es Milde an anderer Stelle? Kann eine kleine Reise für große Entspannung in der persönlichen Gewichtsdebatte sorgen? Müssen wir nur woanders sein, um so sein zu dürfen, wie wir sind? Gibt es Länder, in denen sich ein durchschnittlicher Moppel made in Germany verhältnismäßig schlank fühlt?

Ja, die gibt es! Das ist die gute Nachricht. Die schlechte: Schaut man sich die »Worlds fattest countries« aufgelistet beim amerikanischen Magazin »Forbes« an, ist die Reise in die Mopsstaaten erstens ziemlich lang und zweitens bei einem durchschnittlichen Urlaubs-Budget einfach nicht drin. Auf den ersten vier Plätzen liegen nämlich Nauru, Mikronesien, die Cook Islands und Tonga, allesamt Inselstaaten in Ozeanien, also im Südpazifik. Flugzeit von Frankfurt etwa 30 Stunden. Gleich acht Inselstaaten im Südpazifik finden sich unter den TopTen der Übergewichtsstaaten. Im Schnitt sind dort neun von zehn Erwachsenen zu dick.

Beinahe könnte man glauben, sie hätten die denkbar größte Entfernung zwischen sich und die Länder gebracht, in denen sie als Moppel ständig Gefahr laufen würden, wie etwas behandelt zu werden, was man tunlichst versteckt, wenn Besuch kommt. So weit, dass man – bis die neuesten Ausgaben von »Vogue« oder der »Instyle« dort eintreffen, längst schon wieder vergessen hat, wofür es sich eigentlich lohnen soll, auf die Kalorien zu achten, und sich ein paar sehr nahrhafte Mahlzeiten einverleibt.

Wie die Menschen auf Nauru beispielsweise. Das auf halbem Weg zwischen Australien und Hawaii gelegene, nur gut 20 Quadratkilometer große Atoll erhielt bei seiner Entdeckung durch Captain John Fearn 1798 den Namen »Pleasant Island«, liebliche Insel. Das war allerdings, bevor Australien große Teile durch den Phosphatabbau in eine öde Mondlandschaft verwandelte. Ein Rest vom Paradiesgefühl ist dennoch erhalten geblieben. Besonders für den Moppel. Auf Nauru liebt man es nämlich mächtig und fett. Immerhin 80 Prozent der Männer hatten 2007 einen BMI von über 30. Trotzdem würde dort niemand auf die Idee kommen, sie als Looser zu bezeichnen. Sie werden im Gegenteil für jedes Extrapfund mit Achtung und Respekt belohnt. Dicke Menschen gelten hier als angesehen, Körperfülle ist ein Zeichen von Reichtum (http://de.wikipedia.org/wiki/Nauru).

Natürlich darf nicht unerwähnt bleiben, dass die Diabetikerquote enorm hoch ist. Jeder dritte Einwohner ist zuckerkrank. Bevor sich die Verfechter der »dünn gleich gesund«-Parole nun die Hände reiben: Die Insel ist vor allem ein Beispiel dafür, dass Fettleibigkeit sich nicht ausschließlich Charakterschwäche und Phlegma verdankt und Diabetes die Strafe ist. Schon 1997 schloss das Inselvolk von Nauru einen Langzeitvertrag mit dem Internationalen Diabetesinstitut IDI. Es stellte sich dem IDI 20 Jahre lang zur Verfügung zwecks genetischer Untersuchungen. Man fand die Gründe für den Hang zur Diabetes in Gengruppen, die die Fettanlagerung verbesserten und die Effizienz der Nahrungsverwertung steigerten. Eine Reaktion auf Hungersnöte und extrem entbehrungsreiche Zeiten. Die Menschen mit der entsprechenden genetischen Ausstattung überlebten und gaben diese Gene weiter. Das Ergebnis: Eine genetisch allerbestens auf Hungersnöte vorbereitete Bevölkerung, deren Körper Nahrung enorm effizient verwertet, und also schon mal im Voraus – man weiß ja nie – Fettpolster für schlechte Zeiten anlegt. Ganz egal, wie gut sie im Moment sind. Und wie schlecht sie für Menschen ausfallen, die sich außerhalb der Gewichtsvorschriften bewegen. Gene kennen eben keine Fett-Phobie und lesen keine Modemagazine.

Auch Tonga ist Moppel-Land. Dicke Menschen gelten hier als schön. Und es gibt sehr viel Schönheit auf Tonga. Rund 58 Prozent der Männer und 75 Prozent der Frauen weisen einen Body-Mass-Index auf, der weit über 30 liegt. Ein Mehrwert auch für die Moppel hierzulande. Man hätte immer noch sagen können: »Eigentlich bin ich Tonganerin!«, und seine Speckrollen als tonganisches Kulturgut ausgeben. Aber vor einiger Zeit kam auch dieser Staat dort auf die Idee, ein Programm zur Ernährungsberatung einzuführen und die Bevölkerung zu mehr Sport zu animieren. Damals initiierte Taufa'ahau Tupou IV. auch einen nationalen Wettbewerb, in dem der Tongaer mit der größten Gewichtsreduktion 500 Dollar gewann. Der 1918 geborene König ging selbst mit gutem Beispiel voran. Schon weil er es satt hatte, der dickste Monarch weltweit zu sein. Außerdem ärgerte es ihn, dass sein Thron keine Armlehnen mehr hatte. Die hatte man leider absägen müssen, damit der 210 Kilo-Mann reinpasste. Also begann der König ein Sportprogramm: Wollte er Fahrradfahren, ließ er einfach den Flughafen der Hauptstadt sperren und radelte über die Start- und Landepisten. Immerhin verlor er so und durch eine Ernährungsumstellung 70 Kilo und war

sehr stolz auf sein neues Gewicht von 140 Kilo (http://
de.wikipedia.org/wiki/Tonga).

Sie sehen also: Schlanksein ist sehr relativ. Es kommt
nicht nur auf die Kilos an, die man mit sich herumträgt,
sondern auch darauf, wo man sie mit sich herumträgt.
Längst haben Studien gezeigt, dass man sich in der
Umgebung von etwas fülligeren Menschen gleich sehr
viel leichter fühlt und dagegen besser die Finger von der
»Vogue« lässt. Nicht nur als Moppel. Auch und vor
allem als Anorektikerin. »Die Vogue und ihresgleichen
wurden deshalb auch aus den Essstörungen-Kliniken
verbannt ... Dieses Magazin hat Frauen viel angetan.
Es blähte den Knochig-Trend angefangen bei Twiggy im
Jahr 1965 immer mehr auf, und es war das erste, das
1973 die falsche Idee von ›Zellulite‹ verbreitete. Vorher
war es einfach der ganz normale Zustand weiblichen
Bindegewebes«, schreibt Johann Hari im britischen »Independent« (vom 27. Oktober 2009).

»Südpazifik statt Vogue« – könnte die Devise für den
Moppel lauten. Schließlich würde so eine Reise ein paar
sehr runde Dinge sehr gerade rücken. Ersatzweise könnte man natürlich regelmäßig Schwangerschaftsvorberei-
tungsgruppen aufsuchen. Aber das würde vermutlich
auffallen. Besonders, wenn man gar nicht schwanger
ist.

Allerdings gibt es einen Trost für den deutschen Moppel: Es gibt Länder, in denen Fett noch radikaler verfolgt
wird als hierzulande. Japan beispielsweise. Die Japaner
gehören zu den größten Speckhassern überhaupt. Die
japanische Regierung ist so speckphobisch, dass mittlerweile zu drastischen Maßnahmen gegriffen wird. Dabei
sind die Japaner keine besonders dicke Nation – eher
im Gegenteil. Aber seit sie vermehrt anfangen, morgens
ihre Misosuppe und den rohen Fisch zu verschmähen

165

und stattdessen weißen Toast mit Marmelade essen, gehen auch sie ein wenig in die Breite. Westliche Nahrung verursacht westliche Figuren. Also handelt Japan nach der Devise: Wehret den Anfängen!

Taillenumfangmessung heißt das Zauberwort im Kampf gegen die neue japanische Volkskrankheit Übergewicht. Erlaubt sind für Männer 85 cm und für Frauen 90 cm. Das ist nicht besonders viel und führt zu einer gewissen Panik. Männer fürchten sich vor der Untersuchung, und es gibt öffentliche Proteste. Nichtsdestotrotz lassen sich die Japaner brav vermessen. Wer mehr als die vorgeschriebenen Zentimeter aufzubieten hat (egal übrigens, wie groß er oder sie ist), muss abspecken. Zunächst wird noch freundlich dazu angeregt. Wer nach einigen Wochen keinen Erfolg aufzuweisen hat, dem wird ein Diät- und Sportprogramm verordnet. Klappt es dann immer noch nicht, muss der Arbeitgeber Strafe zahlen, insofern gibt es natürlich auch am Arbeitsplatz ordentlich Druck. Da könnte sonst bei den japanischen Unternehmen einiges an Kosten zusammenkommen.

Auch in China ist Übergewicht in den letzten Jahren ein Thema geworden. Der Speck kam mit dem Wohlstand. Besonders bei Männern und Kindern. Durch die Ein-Kind-Politik des Staates füttern die Eltern ihren kleinen Liebling und verwöhnen ihn durch häufige Besuche im Fast-Food-Restaurant. »Xiao Huangdi« – »kleine Kaiser« nennen die Chinesen diese gehätschelten und gepäppelten Einzelkinder. Übergewicht ist in China deshalb keineswegs ein Unterschichtenproblem. Im Gegenteil, ein gut genährtes Kind gilt hier immer noch als Symbol des Reichtums und der Kraft, man hebt sich so gegen die arme, aber dünne Landbevölkerung ab. Betroffen sind vor allem Jungen, denn das westliche Schönheitsideal gilt in China, wenn überhaupt, eher für Frauen. Die sollen zart und niedlich sein, Jungs hingegen stark und breit. Dazu kommt, dass die Chinesen heute doppelt so viel Fett zu sich nehmen wie noch vor 15 Jahren. Aus der China Health and Nutrition Survey CHNS (einer Untersuchung über Ernährung und Gesundheit der chinesischen Bevölkerung) vom Jahr 2002 geht hervor, dass es schon damals 200 Millionen übergewichtige und über 60 Millionen fettleibige Einwohner gab. Die Ursachen werden allerdings nicht bloß im zunehmenden Fast-Food-Konsum gesehen, sondern auch darin, dass der chinesische Stoffwechsel nicht für den steigenden Fleischkonsum gedacht ist. Die Umsetzung und der Abbau von Fett habe einfach ein niedrigeres Niveau als bei uns Europäern. Die Folge kennt jeder Moppel, der schon ein paar Crash-Diäten hinter sich hat. Viele Fettleibige sagen: »Selbst wenn ich nur Wasser trinke, nehme ich an Körpergewicht zu« (http://www.chinatoday.com.cn/chinaheute/2006/2006n11/p11.htm).

Anders als bei uns, wo der Verzicht aufs Essen »Für mich heute nur eine Weißweinschorle!«) – beinahe schon als Ritterschlag zur Diät-Queen gilt, spielt die Nahrungsaufnahme in China eine wichtige traditionelle Rolle. Eine Mahlzeit auszulassen gilt als ungesund und unhöflich. Auch in der Sprache zeigt sich die Bedeutung des Essens. Statt mit »Guten Tag« begrüßen sich befreundete Chinesen gerne mit »Chi le ma?« – »Schon gegessen?« Der chinesischen Regierung wäre es mittlerweile lieber, die Begrüßung würde lauten: »Heute schon bewegt?« So hat sich das gute alte Klischee vom Chinesen auf dem Fahrrad zumindest in den großen Städten längst überlebt. Nicht umsonst gilt das Land als *der* Automarkt der Zukunft, ist der Westen mit seinen Automobilindustrien sozusagen der Moppel-Krisen-Gewinnler. Das Gleiche lässt sich auch für die Computerbranche sagen. Immer mehr Kinder verbringen ihre Zeit nicht mit Tai-Chi im Park, sondern bewegungslos wie Korallen vor dem PC.

Um ihren westlichen Lifestyle zu komplettieren, werden sie zum Abspecken mittlerweile auch in Moppel-Camps gesteckt.

Wie China geht es auch einer Menge anderer Länder. Mit dem Geld kam der Speck. Mit dem Speck die Fettphobie. Und mit ihr die Frage: Was ist jetzt besser: Arm und schlank zu sein oder wohlhabend und dick? Für die WHO – die Weltgesundheitsorganisation – sind jedenfalls Merkmale eines relativ sorgenfreien Lebens (eines, das für uns längst selbstverständlich ist: »ein motorisierter Personentransport, arbeitssparende Haushaltsgeräte, der Rückgang körperlich belastender (Lohn-) Arbeit und eine Freizeit, die größtenteils bewegungslosen Aktivitäten gewidmet wird«) der »Auslöser einer der größten globalen Gesundheitskatastrophen« (Friedrich Schorb: Dick, doof und arm?, S. 54) – nämlich der von Fettleibigkeit. Aber andererseits: Verkürzt es nicht auch das Leben enorm, wenn man keinen Zugang zu all diesen Dingen hat? Soll der Chinese zu seinem eigenen Wohl mindestens eine Stunde auf dem Fahrrad sitzen, bevor er seinen Arbeitsplatz erreicht, und sich mit seiner Familie dreimal täglich allenfalls ein Schüsselchen Reis teilen? Verkürzt nicht auch Armut das Leben enorm? Muss es nach der Devise – gleiche Möglichkeiten für alle – nicht heißen: »Jeder darf so viel wiegen, wie er möchte?« Und wäre es nicht schön und außerdem sehr viel notwendiger, man würde sich etwa bei Themen wie der Kinderarbeit oder über den Umgang des Landes mit Regierungskritikern weltweit ähnlich ins Zeug legen wie bei der Sorge um die Extra-Pfunde Made in China?

Reisen wir weiter. Zum Beispiel nach Afrika. Einige Staaten dort gelten nach wie vor als wahre Moppel-Paradiese. Dort dringt man erst mit einem Hintern, der so riesig ist, dass man damit locker eine Sonnenfinsternis verursachen kann, als »begehrenswert« ins männliche

Bewusstsein. Ist eine Frau zu schlank, sendet das keine guten Signale. »Sie ist so dünn, sie kann ja augenscheinlich nicht mal für sich selbst sorgen, wie soll sie da für andere sorgen«, ist ein häufiges Argument. Die meisten Männer wollen eine Frau, an der einiges dran ist. Wer mit einer dicken Frau zusammen ist, signalisiert, dass er wohlhabend ist und treusorgend.

In einigen Staaten hat das scheußliche Konsequenzen. Mädchen und Frauen, die nicht proper genug sind, werden auf sogenannte Mäst-Farmen geschickt. Da werden sie wie Stopfgänse in ausufernde Formen gebracht. Manche gehen so weit, das Zunehmen mit Hormonen, die eigentlich für die Viehmast gedacht sind, zu unterstützen. Besonders die Frauen, denen reichhaltige hochwertige Nahrung schlicht unbezahlbar erscheint. Gesund ist das alles mit Sicherheit nicht, im Gegenteil. Ärzte warnen davor, sich mit Hormonen zu mästen. Ebenso vergeblich allerdings, wie in westlichen Ländern davor gewarnt wird, dubiose Diätmittelchen zu schlucken. Für die vermeintliche Idealfigur sind Frauen bereit, fast jedes Risiko einzugehen. In die eine wie die andere Richtung. Alles, um zu gefallen. Um auf einem Markt zu bestehen, der sehr genaue, aber auch sehr unterschiedliche Vorstellungen davon hat, wie Frauen auszusehen haben.

In Afrika, einem Kontinent, auf dem Hunger noch zur Tagesordnung gehört, stopfen sich Frauen voll, um nur ja nicht arm zu wirken. In der westlichen Welt hungern Frauen, und es gibt tatsächlich Abnehmfarmen sogar für Haustiere. Das ist, gelinde gesagt, Wahnsinn. Seit auch in Afrika westliche Modemagazine rasend an Verbreitung gewinnen, gibt es auch den anderen Trend. Dünn zu sein, um in der westlichen Welt als Model Karriere zu machen. In Südafrika praktizieren Schönheitschirurgen, die Fett absaugen. Sie sagen, dass sie dabei sehr vorsichtig sein müssen, denn wenn sie zu viel absaugen, seien die Männer daheim stinksauer über ihre spindeldürre Frau.

Johannes Dietrich, Afrika-Korrespondent, schrieb in einem Artikel für die »Frankfurter Rundschau« (vom Oktober 2001): »Trotz der Orientierung an westlichen Models wird das afrikanische Ideal der üppigen Hüften allerdings nicht verschwinden. Farzana Sader, Psychologin am Johannesburger Institut für Sozial- und Gesundheitswissenschaften, sieht bei der schwarzen Township-Jugend schon wieder einen Trend zum Molligen. ›Cool zu sein bedeutet nicht mehr automatisch, dünn zu sein‹, sagt sie. Ein Grund dafür könne die Aids-Epidemie sein, die in Südafrika mit fast fünf Millionen Infizierten katastrophale Ausmaße angenommen hat, vermutet Sader: ›Wer zu dünn ist, steht im Verdacht, aidskrank zu sein.‹«

Wie sieht es aus mit Südamerika? Glaubt man jüngsten Meldungen, könnte eine Reise nach Peru extrem heikel sein. »Spiegel Online« titelte am 20. November 2009: »Perus Polizei jagt mutmaßliche Fett-Mörder«. Kriminelle sollen in Peru Menschen ermordet haben, um deren Fett an die europäische Kosmetikindustrie zu verkaufen. (Was für eine grauselige Vorstellung. Schmiere ich mir vielleicht unwissend schon Fett von anderen Menschen ins Gesicht? Ein Liter Fett sei für 10000 bis 15000 Euro gehandelt worden. Was heißt das für Frauen wie mich? Ich bin eine echte Wertanlage. An mir könnte man richtig was verdienen. Ich sollte mich wohl besser nicht in Peru blicken lassen.) Laut »Stern«-Artikel vom 20. November 2009 hat die Fett-Klau-Bande ihren Opfern Kopf, Arme und Beine abgetrennt, den Torso an Haken über Kerzenflammen aufgehängt und das schmelzende Fett in Wannen aufgefangen.

Das klingt extrem grausam, ekelhaft und auch etwas unglaubwürdig. Gibt es nicht genug Schönheitschirurgen, die ständig Fett absaugen? Wären die nicht auch froh, ihre Fettvorräte loszuwerden? Angeblich habe man in Lima an einer Bushaltestelle zwei Verdächtige geschnappt, die in einer Getränkeflasche einen Liter Menschenfett dabeihatten. Menschliches Fett wird für Unterspritzungen benutzt, aber um Falten aufzupolstern, sollte man schon auf eigenes Fett zurückgreifen, ansonsten kann der Körper mit gefährlichen Immunreaktionen antworten. Insofern erwies sich die Meldung schon ein paar Wochen später natürlich als von Männern erdachter Blödsinn. Frauen hätten diese Geschichte schon deshalb nicht erfinden können, weil sie ja quasi *alle* austrainierte Fett-Expertinnen sind. Wir kennen nur einen einzigen Grund, beim Thema »Fett« an Mord zu denken: Wenn im Fernsehen mal wieder eine spindeldürre Frau behauptet, sie könne wirklich *alles* essen. Entsprechend meldete dpa, es sei ein Polizeigeneral gewesen, dem diese hanebüchene Fett-Story zu verdanken ist. Er wurde sofort entlassen. Perus Innenminister Octavio Salazar blieb weiterhin im Amt, obwohl der den Verdacht noch bekräftigt und behauptet hatte, eine ganze Bande hätte jahrelang Menschen entführt und geköpft, um ihr Fett zu verkaufen.

Fett ist auch in Dänemark ein Thema. Kopenhagen plant, eine Art Strafsteuer auf Fetthaltiges wie Butter, Käse und auch Pizza einzuführen. Pro Kilo Butter etwa sollen die Dänen nun ein Drittel mehr bezahlen. Liegt da nachts jemand wach und denkt sich neue Methoden zur Geldbeschaffung aus? War das derselbe, der sich die Sache mit den Fußfesseln für »verhaltensauffällige« Kinder und Jugendliche ab zwölf Jahren ausgedacht hat? (In Dänemark sollen Jugendliche, welche in ihrem Verhalten »besonders aggressiv« einzustufen sind, nämlich demnächst eine elektronische Funkfußfessel tragen und unter Hausarrest gestellt werden.)

Aber die Dänen sind nicht die Einzigen, die wenigstens die Geldbörsen der Dicken erleichtern wollen. Die Isländer hatten schon im September 2009 die Steuer auf zuckerhaltige Lebensmittel von sieben auf 24,5 Prozent erhöht. »Die schwindsüchtige Währung hat den Alltag für die IsländerInnen schon teuer genug gemacht. Nun will die Regierung es ihnen auch noch vergällen, den Frust bei einer Schachtel Pralinen oder einer Tafel Schokolade zu vergessen«, kommentierte damals treffend die »taz«. Wer glaubt, das viele Geld würde nun in Gratis-Fitnessstudio-Mitgliedschaften, in Kochkurse für Übergewichtige oder in Personal-Trainer gesteckt – der irrt. Es ist einfach dazu da, den klammen Staat zu alimentieren. Bei den Dicken darf man das. Die tragen ja ohnehin schon genug von oben verordnetes Schuldbewusstsein mit sich herum.

Fett ist auch in Neuseeland ein Thema. Als der Brite Richie Trezise dorthin auswandern wollte, er hatte dort einen Job als Unterseekabel-Spezialist angenommen, bekam er bei der Einreise Probleme. Er sei zu dick. Sein Taillenumfang betrug mehr als 102 cm – ein Ausschlusskriterium für die Einwanderung. Er speckte erfolgreich ab, aber seine Frau musste, obwohl Trezise einen Job hatte, draußen bleiben. Ihr Taillenumfang war größer als 88 cm. Für Frauen die magische Obergrenze. Grund: Dicke seien eine Belastung des neuseeländischen Gesundheitssystems. Das liegt natürlich im Bereich des Möglichen. Aber werden auch andere gesundheitliche Risikofaktoren mit dieser Konsequenz abgefragt? Nein. Als diverse Zeitschriften über diese Maßnahme berichteten gab es auch ebenso viele Kommentare dazu. Hier nur mal einer (www.oe24.at/zeitung/welt/weltchronik/article165859.ece):

Gast: Bertil (20. 11. 2007 14:05)

Zu fette Frauen

... dürfen nirgendwo einreisen dürfen. Diese Frauen (u. a. Andrea K.) sollten auf einer Insel der fetten Frauen zusammengefangen werden und dort gehalten werden. Fette Frauen sind eine Katastrophe. Ein etwas stärkerer Mann ist OK, weil er eben ein Mann ist ...

Solche Kommentare sind eigentlich schon die perfekte Antwort auf die Frage, ob man doch lieber in Europa bleiben sollte. Allerdings wird's eng, wenn man all die Länder ausklammert, in denen Bertils wohnen. Deshalb ist seine Idee mit der Insel *nur* für Frauen schon deshalb nicht ganz schlecht, weil es sich dabei ja um ein garantiert Bertil-freies Eiland handeln würde. Ein schöner Gedanke.

Aber auch innerhalb von Europa kann man sich als Moppel durchaus aufgehoben fühlen. Wenn auch nicht unbedingt in Deutschland. Das belegt lediglich Platz 43 auf der Liste der fettesten Nationen. Weit hinter Malta, Griechenland, Monaco, San Marino und Großbritannien. Erstaunlich, gemessen an der Hysterie, mit der das Thema Übergewicht behandelt wird. Angeblich sollen ja die Deutschen die Moppel-Könige sein.

Alle diese »Fett-Listen« sind – das muss einmal gesagt werden, falls Sie sich wundern, dass schon wieder eine neue herausgekommen ist, die gerade etwas ganz anderes behauptet als ich eben – allerdings sehr umstritten. Das liegt an den Erhebungsmethoden. Die sind von Land zu Land verschieden. Telefonbefragungen, schriftliche Befragungen, klassisches Wiegen, die Bandbreite ist groß. Noch dazu stammen die Daten aus unterschiedlichen Jahren, sind also mit Vorsicht zu genießen. Dann beziehen die Erhebungen einmal Menschen ab 60 mit ein – die ja bekanntlich eher zur Fülligkeit neigen –, klammern aber die Jüngeren aus. Schon steht eine ganze Nation am Fettpranger, obwohl sie – bezöge man alle Altersgruppen mit ein – sich allenfalls für einen mittleren Platz auf der Fett-Skala qualifiziert hätte. So wurde etwa bei einer Erhebung des Münchner Infratest-Instituts für Gesundheitsforschung und der Uni Bremen, die 2006 für viel Wirbel sorgte, unter anderem die größtenteils schlanke Altersgruppe der Achtzehn- bis Vierundzwanzigjährigen nicht erfasst, wie das Robert-Koch-Institut kritisierte (»Welt« vom 1. März 2009). Die Resultate stellten sich im Nachhinein als unbrauchbar heraus, weil die Daten mit verschiedenen Methoden erhoben wurden. Je nach Quelle sind deshalb entweder mal die Engländer, die Malteser, die Tschechen oder auch die Zyprioten führend.

Aber letztlich spielt der Platz auch nicht die entscheidende Rolle. Außer beim Fliegen. Entgegen der Ansicht, dass wenigstens über den Wolken die Freiheit grenzenlos sein soll, wird es für den Moppel gerade dort nämlich immer enger. Eine befreundete Stewardess, gewöhnlich in der Businessclass beschäftigt, wo ja vor allem das Gewicht der Geldbörse zählt und man sich ohnehin noch auf einem freien Mittelplatz ausbreiten kann, berichtete kürzlich, wie sie in der »Holzklasse« aushalf und dort auf einen Passagier traf, dessen Körpermassen vom Mini-Platz so gestaucht waren, dass er sein Tablett nur noch auf der Brust abstellen konnte. Aber natürlich sind es nicht die Sitze, die zu klein sind, es sind die Passagiere, die zu viel Platz einnehmen. Das fand auch die US-Fluggesellschaft United Airlines. Das Unternehmen kassiert von dicken Passagieren künftig den doppelten Preis, wenn sie nicht in einen normalen Sitz passen sollten und einen zweiten Platz benötigen. Außerdem hat United Airlines beschlossen, dass neben Übergewichtigen keine Passagiere mehr sitzen. Wenn ein

Flug überbucht sein sollte, so müssen dicke Personen zuerst ihren Sitzplatz hergeben und auf einen der nachfolgenden Flüge ausweichen.

Nachdem die amerikanische Airline Southwest schon 2002 eine ähnliche Regelung bekanntgegeben hatte, meldete sich prompt die US-Dicken-Aktivistin Marilyn Wann zu Wort. Sie sagte, man buche bei einer Airline die Passage von A nach B und nicht eine Immobilie. (»Zeit«, 43/2002).

Noch hat die Lufthansa keine derartigen Pläne verlautbart, dafür aber angekündigt, mehr Sitze in ihren Flugzeugen unterzubringen. (www.focus.de-vom 17. November 2009) Gegenwärtig passen in die Europa-Jets der Airbus-Familie je nach Typ zwischen 132 und 190, in die Boeing 737 je nach Bestuhlung zwischen 123 und 125 Personen. Wie viel mehr Fluggäste die Airline mit den neuen Sitzen in die Maschinen bringt, war 2009 noch nicht bekannt. Dafür hatte man schon angekündigt, dass LH-Fluggäste künftig weniger Platz als die 79 bis 81 Zentimeter Sitzabstand zum vorderen Nachbarn haben werden und es also nicht mehr lange dauert, bis man auch als Normalgewichtiger sein Tablett auf dem Kopf des Vordermannes abstellen muss. Vermutlich werden in Zukunft deshalb nicht mehr nur Kopfhörer verteilt, sondern kleine Mützchen mit Abstellflächen.

Natürlich ist es kein sehr angenehmes Reisen – weder für einen sehr dicken Menschen noch für seinen Sitznachbarn –, wenn man nicht nur den eigenen Sitz, sondern zwangsweise noch Teile des anderen in Beschlag nehmen muss. Aber auch wer sehr schlank, aber über 1,80 Meter groß ist, wird heute schon gezwungen, zusammengefaltet wie Harry Houdini in seiner berühmten Kiste Platz zu nehmen. Nur dass Houdini – anders als der moderne Pauschalurlauber – sich meist nach ein paar Minuten aus seiner unbequemen Lage befreien konnte.

Ob bei den Extrapreisen für Dicke auch bedacht wurde, dass dann auch wenigstens einer der sieben Zwerge mitreisen muss, damit einem jemand die Schwimmweste reicht? Oder spart man die sich ganz, weil die Übergewichtigen demnächst bei Notwasserungen die Rettungsinseln geben? Man stellt sie vor Abflug auf die Waage, kalkuliert ihre Wasserverdrängung und klebt ihnen Zettel auf die Stirn »Zugelassen für vier Personen«. Vielleicht könnten sie sich auch als Leuchtbojen nützlich machen? Heute kann man ja über alles reden. Egal, wie despektierlich es ist. Wenn es Dicke betrifft, hat die Political Correctness immer gerade eine Auszeit.

So oder so: Gewicht ist weltweit ein gewichtiges Thema. Nicht nur auf Erden, sondern auch in der Luft. Es wird eng für den Moppel. Selbst im Märchenland. Man braucht nur an den kleinen Augustus Gloop in Roald Dahls »Charlie und die Schokoladenfabrik« zu denken. Über ihn heißt es etwa im gleichnamigen Film: »Ein Berg aus Fett. Gefräßig, dumm und nicht sehr nett. Augustus Gloop ein Feigling. Einer weißer Sack ganz widerlich.« Oder Dudley Dursley in »Harry Potter«, ein übergewichtiger, durch und durch unsympathischer Junge.

Selbst der letzte Hoffnungsträger – der Weihnachtsmann – soll sich mittlerweile seiner Leibesfülle schämen. Jahrhundertelang fand man ihn mit seinem kugelrunden Wanst überaus knuffig. Niemand stellte ihm eine Kalorientabelle oder einen Hometrainer unter den Christbaum. Im Gegenteil. In Kanada und den USA gehörte es zu den Weihnachtsbräuchen, ihn mit einem Glas Milch und einem Teller Kekse zu beglücken. In Schweden und Australien servierte man ihm Kuchen und Sherry. Und wenn doch mal eine Karotte daneben lag, dann war das ausnahmsweise einmal nicht einer dieser moralinsauren Winke mit dem Gesundheitszaunpfahl – »Du könntest ruhig auch mal weniger essen« –, sondern ein Präsent für die Rentiere. Undenkbar, sich den Freudenbringer klapprig wie Karl Lagerfeld vorzustellen. Gut, er käme sicher besser durch den Kamin, und man bräuchte ihm allenfalls ein stilles Mineralwasser anzubieten. Allerdings müsste man bei den Wünschen alles auslassen, was mehr als ein Taschentuch wiegt. Schon die Hersteller von Skateboards, Computern, Spielekonsolen – um nur einige zu nennen – dürften deshalb ein vitales Interesse daran haben, dass der Weihnachtsmann bei Kräften bleibt, und ihm zu Milch und Keksen eigentlich noch gratis eine Gänsekeule mit Klößen und Rotkraut servieren.

Aber hier geht es um einen Dicken und da pausiert die Vernunft. Mit dem Argument, ein dicker Weihnachtsmann würde Kinder dazu verführen, Übergewicht okay zu finden, hatten schon vor zwei Jahren britische Shopping-Center Männer in das rote Kostüm gesteckt, die man eher in einer Leichtathletik-Mannschaft vermutet hätte. Zwar erhob sich ein Sturm der Empörung – so schrieb ein Denny S.: »Unglaublich, wie man mit so wenig so viel ruinieren kann.« Eine Louise aus Rutherford meinte: »Ich war ehrlich geschockt, über den Anstieg von Übergewicht bei britischen Kindern zu lesen, ich dachte, das wäre nur in den USA ein Problem. Aber jetzt kapiere ich: Santa reist ...« Und Ruth D. unkte: »Was passiert als Nächstes? Werden sie den Osterhasen kastrieren?« (http://www.thisislondon.co.uk/news/article-23419630 -santa-told-to-slim-down-for-christmas-to-set-a-good-example.do). Aber der Anfang war gemacht.

Auch in den USA wetterte Steven K. Galson, ab 2007 unter George W. Bush Surgeon General of the United States, Leiter des United States Public Health Services und damit die Person, die zu allen Angelegenheiten des öffentlichen Gesundheitsdienstes gegenüber der Regierung der Vereinigten Staaten Stellung nimmt: Ein fetter, fröhlicher Weihnachtsmann sei kein gutes Vorbild für

Kinder. Man müsse ihn vom Schlitten holen, ihm die Süßigkeiten wegnehmen und ihn aufs Laufband stellen. Bei 4375 im Irak-Krieg getöteten und 31156 verwundeten US-amerikanischen Soldaten seit Beginn des Krieges (Stand Oktober 2009) fragt man sich natürlich: Haben die USA keine anderen Probleme als die Formen des Weihnachtsmannes?

Der Moppel scheint international wenigstens für eines gut zu sein: als Alibi. Für die Wirtschaftskrise, für ein Gesundheitssystem, in dem die Zahler nur noch als lästig empfunden werden, weil sie in der irrigen Annahme leben, sie müssten für ihr Geld noch etwas anderes bekommen als das befriedigende Gefühl, eine Menge Verwaltungsarbeitsplätze geschaffen zu haben. Für politische Entscheidungen, die selbst ein Dreijähriger so nicht absegnen würde.

Über alle nationalen Grenzen hinweg hat man den WWM – den worldwide Moppel – als nützliche Argumentationshilfe und Ablenkungsmanöver entdeckt. Wo immer etwas im ganz großen Stil – also quasi so richtig fett – schiefgeht, kann man sagen: »Ich war's nicht, es sind die Dicken.« Eigentlich müsste man sich mit einem BMI über 30 deshalb für ein Extra-Gehalt qualifizieren – eine Art Sündenbock-Gratifikation. Denn wie sähe eine Welt voller schlanker Menschen aus? Menschen, die angeblich unglaublich alt werden? Sind das nicht die eigentlich teuren? Würde dann das Gesundheits- und Rentensystem nicht vollends kollabieren? Wen würde man dann vorschieben, wenn es keine Dicken mehr gäbe? Vielleicht die Zahnfee oder Rumpelstilzchen? Die Blonden oder die Brünetten? Die mit blauen Augen oder die mit braunen? Ist der Moppel vielleicht das, was der Gladiator im antiken Rom war: das Brot *und* die Spiele, die all unsere Aufmerksamkeit von den Dingen abziehen, die sie wirklich verdient hätten?

Der Moppel hat weltweit tatsächlich viel zu viel Gewicht. Nicht etwa, weil sein BMI aus dem Ruder läuft, sondern weil die Verhältnismäßigkeiten einfach nicht mehr stimmen, wenn wir uns mehr Gedanken über den Speckbauch des Weihnachtsmannes machen als über den Afghanistan-Einsatz und die Nationen sich zwar immer noch nicht über die Klimaziele einig sind, aber in seltener Eintracht den Moppel verdammen.

Von Tieren lernen

Seltsam, dass es im Tierreich keine Gewichtsprobleme gibt. Weder sinken Fische auf den Meeresboden, noch fallen Vögel vom Himmel, weil sie bei der letzten Mahlzeit nicht »Nein« gesagt haben, als der Kellner fragte: »Wie wäre es mit einem Dessert? Wir hätten gerade ein paar sehr leckere Regenwürmer da!« Auf meinen Reisen nach Kanada (hatte ich schon erwähnt, wie ich dieses Land liebe?), habe ich auch den Zoo von Vancouver besucht und dort eine beneidenswerte Spezies kennengelernt: den Seeotter. Der nimmt täglich etwa 5000 Kalorien zu sich, eine Menge, mit der ich längst ganze Sitzreihen bei den Fluggesellschaften buchen müsste. Trotzdem hat der Seeotter einen kaum messbaren Fettanteil. Ich hätte sehr gern mit ihm darüber gesprochen. Leider bin ich nicht Mrs Doolittle oder die Frau vom Weihnachtsmann, die das angeblich auch kann. Meine Vermutung aber ist, dass der Seeotter seine Kalorien beim Putzen und Händchenhalten verbrennt. Etwa dreißig Prozent seiner Zeit verbringt er damit, sich sein Fell zu reinigen. Dazu halten sich die Tiere beim Schwimmen gern bei der Hand, macht man ja auch viel lieber, wenn jemand so frisch gewaschen ist wie der Seeotter. (Die offizielle Version: Das Händchenhalten soll verhindern, dass die Seeotter beim Schwimmen auseinandertreiben.) Vielleicht sollte man als Moppel einfach mehr Zeit fürs Duschen, Baden und Händchenhalten einplanen? Aber wie erklärt man seinem Chef, dass man leider auf Teilzeit umstellen muss, weil man gerade eine Bade-Diät macht? Zumal man ja gleichzeitig sehr viel mehr Geld fürs Wasser ausgeben muss und es also nicht günstig wäre, weniger zu verdienen?

Möglicherweise gibt der Beluga-Wal da ein besseres Beispiel. Ein enormes Tier mit 400 bis 1000 Kilogramm und Zellulitis-Dellen in der Größe von Obstschalen. Das liegt daran, erklärte mir die Wal-Betreuerin im Zoo, dass er sich nicht sonderlich schnell bewegt (und somit die Sache mit den Bürstenmassagen vernachlässigt). Nach der Devise: »Nimm mich, du findest eh nichts Besseres«, sucht sich der Beluga-Wal zur Paarung trotzdem nicht schmalere Fische – etwa einen Delphin –, sondern findet die Beluga-Frau im Gegenteil so knuffig, dass er sie am liebsten gleich im Rudel um sich hat. Obwohl sie ja praktisch gar nichts mehr von der Stange kaufen kann.

Wir könnten wirklich viel von den Tieren lernen. Zum Beispiel, dass der Plan der Natur es keineswegs vorsieht, dass Männchen vor molligen Weibchen zurückschrecken. Selbst wenn sie – im Vergleich – so groß sind wie ein ganzer Planet. Der weibliche Löcherkrake zum Beispiel ist 40000-mal so schwer wie das Männchen. Das Männchen, vom Format eines Oropax, ist gerade einmal so groß wie die Pupille im Auge des Weibchens. Das ist etwa, als würde ein Floh versuchen, sich mit einem Elefanten zu paaren. Sicher kann man sich über die Qualität des Sex streiten (aber das kann man ja auch häufig bei gleichschweren Paaren). Der Grüne Igelwurm aber übertrumpft selbst noch dies unglaubliche Ungleichgewicht. Die größte Art, Ikeda taenioides, erreicht damit immerhin Längen von bis zu zwei Metern. Nur 40 Zentimeter entfallen auf den Rumpf. Beim Bonellia viridis erreicht das Weibchen teils Rumpflängen von 30 Zentimetern, das Männchen ist hingegen nur zwei Millimeter lang. Sein Leben lang hockt es in einer speziellen Kammer ihres Leibes. Und vermutlich fragt sie sich manchmal: »Ist das schon wieder eine neue Speckrolle? Oder ist es mein Mann?« Der ist übrigens in diesem, seinem Hobbyraum ausschließlich damit beschäftigt, die Eier seiner Partnerin zu befruchten. Er ist ja sowieso dauernd vor Ort. Da kann man mal sehen, womit sich Männer beschäftigen, wenn man ihnen den Fernseher und den Autoschlüssel wegnimmt und sie gar nicht erst mit der Bundesliga vertraut macht.

Von der Tüpfelhyäne kann man lernen, wie die Welt und unser Essverhalten aussähe, würden wir bei der Partnerwahl noch auf ein paar andere Dinge als darauf achten, ob einer Tennissocken trägt. Weibliche Hyänen wählen freundliche Männchen, die sie schon lange kennen, und keine aggressiven, dominanten Partner. In der Hyänengemeinschaft haben die Frauen das Sagen und dürfen deshalb auch als Erste an den Kadaver. Das wirft im Prinzip ein ganz neues Licht auf den Vorwurf »Du isst zu viel!« – wobei sich ein Hyänenmännchen natürlich hüten würde, so etwas zu sagen. Könnte sein, dass es dann bald gar nichts mehr gibt. Sex eingeschlossen.

Entgegen der viel verbreiteten Theorie, dass es immer die Moppel sind, finden sich im Tierreich auch einige eindrucksvolle Belege für das Gegenteil. Hier sind es oft gerade die Kleinsten, die am meisten verschlingen. Der Maulwurf ist in der Lage, jeden Tag – in Mengen umgerechnet – das eigene Körpergewicht zu verputzen. Ich würde das – obwohl ich wirklich im Training bin – nicht schaffen. Selbst wenn ich aufhören würde zu schlafen und mich praktisch in den Kühlschrank setzen würde. Der weibliche Floh verzehrt sogar das Fünffache seines Körpergewichts. Und auch der Kolibri isst eigentlich dauernd. Allerdings nicht vor dem Fernseher. Er ist ständig in Bewegung. Im Schwebeflug schlägt er 90-mal mit der Sekunde mit den Flügeln und noch einmal doppelt so häufig, wenn er sich im Sturzflug befindet. Das verbraucht so viel Energie, dass er ganz schnell essen und dabei lauter Dinge zu sich nehmen muss, bei denen wir schon Gefahr laufen würden, in aller Öffentlichkeit von der Diät-Polizei geohrfeigt zu werden. Bis zu zwölf Schluck Nektar kann er pro Sekunde fressen. Das würde in etwa einer Ration von zwölf Bic Macs entsprechen.

Bewegung ist überhaupt das Zauberwort. Auch im Tierreich. Müssten wir etwa wie die Lachse erst mal ein paar tausend Kilometer zurücklegen, um uns zu paaren, wären wir vermutlich auch so schlank oder hätten uns ein anderes Hobby gesucht. Kommt auf den Mann an.

Man könnte auch die Wege zum Supermarkt auf eine veritable Wanderroute verlängern oder bestimmte Produkte mit bestimmten Aufgaben versehen: zehn Liegestütz etwa für einen Sahnequark und mindestens einen Flic-Flac für eine Pizza, nur um den Aufwand zu simulieren, den manche Tiere betreiben müssen, um an Nahrungsmittel zu kommen. Eine Alternative wäre es, sich zu seinem Mann ins Auto zu setzen und ihn zu bitten, die nächste Einkaufsmöglichkeit anzusteuern. Spätestens, wenn man zum dritten Mal an derselben Kreuzung landet, hat man schon ein paar hundert Gramm verloren. Das läppert sich aufs Jahr gerechnet. Allerdings könnte man danach schlank *und* geschieden sein. Oder man könnte einfach wie die Flamingos im Stehen essen. Man stellt die Lebensmittel auf den Boden und nimmt nur das zu sich, was man im Bücken mit dem Mund (ohne die Hände!) erhaschen kann. Das wäre mal eine sportliche Diät, nach der man sicherlich auch beim Bodenturnen große Erfolge feiern kann.

Aber so gesundheitsbewusst, wie es uns immer vorgemacht wird, ist das Tierreich gar nicht. Zum Beispiel ist das Nilpferd Vegetarier und hat trotzdem vermutlich einen ähnlichen BMI wie die Freiheitsstatue. Löwen dagegen, die sich von Fleisch ernähren, sind rank und schlank. Und Elefanten sind wahre Salz-Junkies, ohne dass ihnen ständig jemand mit einem Blutdruck-Messgerät und einem Sauerstoffzelt hinterherrennt. Sie betreiben sogar selbst Salzabbau. Am Mount Elgon, einem erloschenen Vulkan an der Grenze zwischen Kenia und Uganda, schürfen die Tiere intensiv nach Mineralien. Ein ausgewachsener Elefant braucht – um die wesentlichen Körperfunktionen aufrechtzuerhalten – etwa 100 Gramm Salz am Tag. Und weil die sanften Riesen das Mineral nicht von den Wänden lecken können, vertilgen sie lockere Steine (Wikipedia).

Und es gibt auch Fast-Food-Anhänger: den australischen Dornteufel, eine Eidechse, die aussieht wie ein Dorngestrüpp, in Australien zu Hause ist und sich von Ameisen ernährt. An denen ist ja bekanntlich nicht viel dran. Zumal, wenn man sich nicht gleich ganze Löffel voll in den Mund schieben kann. Man muss sich also ranhalten, um ausreichend Nährstoffe zu bekommen. Hat der Dornteufel ein Ameisen- oder Termitennest gefunden, so legt er sich vor diesem auf die Lauer und wartet geduldig auf seine Beute. Unter Umständen verbringt er so mehrere Stunden des Tages. In regelmäßigen Abständen streckt er seine klebrige Zunge heraus, an welcher einzelne Ameisen oder Termiten kleben bleiben. Auf diese Weise schafft ein Dornteufel etwa 45 Ameisen pro Minute. Nach etwa 1000 Ameisen oder einer knappen halben Stunde hat er seine Mahlzeit beendet. Bei McDonald's verbringt man kaum mehr Zeit.

So eine lange, klebrige Zunge könnte einem natürlich den Weg vom Sofa zur Küche ersparen. Man würde sie eben mal kurz rüberstrecken, und sicher blieben ein paar leckere Häppchen hängen. Wenn nicht gerade der Mann im Weg steht. Andererseits könnte einem dasselbe

184

passieren wie dem Geier: Er überfrisst sich gern mal. Manchmal so sehr, dass er danach nicht mehr in die Luft kommt und sicher sehr zu seinem Bedauern einen Teil des leckeren Kadavers wieder ausspucken muss. Verzicht ist also auch im Tierreich ein Thema.

Manche kommen allerdings nicht so gut damit zurecht. Eisbären zum Beispiel. Sie sind so heiß auf Fett, dass sie manchmal Heuler nur deshalb töten, um deren extrem fetthaltiges Gehirn zu verspeisen. Andere Arten halten sich sogar an ihre Verwandten, wenn es nahrungsmäßig knapp wird. Schaben zum Beispiel fressen alles, auch einander. Krokodile und Alligatoren ebenfalls. Obwohl die Mutter ihre Eier und später die frisch geschlüpften Jungen wie verrückt verteidigt, kann es ein paar Jahre später passieren, dass sie – trifft sie ihre Teenager-Jungen wieder – großen Appetit verspürt. Vermutlich nachdem die »Ich will ein Tattoo und die Zunge lass ich mir auch noch piercen« gesagt haben. Haie fressen schon mal ihre Geschwister, und auch das Wildschwein vergreift sich gelegentlich am eigenen Fleisch und Blut.

Wesentlich sympathischer sind mir da doch die Krötenfrösche mit ihrer Devise »Alles, bloß keine Verwandten!« Und nahezu herzig finde ich den Guppy. Der zählt seiner Liebsten nicht etwa die Kalorien vor, er weiß offenbar, dass »Appetit« ursprünglich »Verlangen haben« meint, was sich sowohl auf den Sex als auch auf das Essen beziehen kann. Guppyweibchen haben eine besondere Vorliebe für Früchte von leuchtendem Orange, wie die Kumquat oder Orangenfrüchte. Die Männchen tragen deshalb große, orangefarbene Flecken, verwandeln sich also in einen besonders großen Leckerbissen.

Die Tatsache, dass Guppys die Farbe der Frucht imitieren, um Weibchen anzuziehen, wurde übrigens von Dr. Helen Rodd, Assistenzprofessorin der Universität Toronto, Abteilung der Zoologie entdeckt (Wikipedia).

Das wirft ein ganz neues Licht auch auf das menschliche Balzverhalten. Wäre es nicht schön und sehr viel unterhaltsamer, ein Mann würde – statt uns ganze Abende lang mit seinen Erfolgen im Job, im Sport oder den neuen Felgen an seinem Auto zu langweilen, einfach mal die Klappe halten und dafür szenisch eine Schwarzwälder Kirsch, ein Filet Mignon oder eine Entenbrust mit Kartoffelstampf und Rotkraut darstellen?

Ein bisschen neidisch bin ich auf die Fähigkeit einer Leguanart auf den Galapagosinseln. Die können sich je nach Nahrungslage um 20 Prozent vergrößern oder verkleinern. Das macht immerhin eine Konfektionsgröße aus. Mindestens. Das könnte einem glatt das Bauchweghöschen ersetzen. Ich würde davon natürlich nur bei besonderen Anlässen Gebrauch machen. Etwa bei Fernsehauftritten. Fernsehen macht ja bekanntlich ziemlich dick. Viel dicker, als man in Wirklichkeit ist (deshalb können Sie sich in etwa vorstellen, wie dünn die Frauen sind, die selbst dort ganz dünn aussehen).

Auch das Schaf hat einen klaren Wettbewerbsvorteil. Er nennt sich »callipyge«, was übersetzt so viel heißt wie »schöner Hintern«. Es handelt sich um ein Gen, das – so haben Forscher der Duke-University herausgefunden – dafür sorgt, dass der Schafhintern fast nur aus Muskeln und kaum Fett besteht. Nicht alle Schafe haben dieses Gen (ja, Mutter Natur ist ungerecht), aber wenn sie es haben, verwandelt es Futter um 30 Prozent besser in Muskelmasse als bei gewöhnlichen Schafen. Wer jemals in einem Bauch-Beine-Po-Kurs war, wird ahnen, dass da in der Schöpfung offenbar etwas gründlich schiefgelaufen ist. Schließlich: Was macht so ein Schaf schon groß mit einem J-Lo-Hintern?

Das soll jetzt wirklich nicht heißen, dass Jennifer Lopez irgendwie mit Schafen verwandt ist. Aber ein bisschen unfair ist es schon. Im Internet habe ich einige Frauen entdeckt, die sogar bereit wären, den Chirurgen an ihren Po zu lassen, nur damit er aussieht wie der von Schafen. Es gibt ja nicht nur für Brustvergrößerung, sondern auch für Povergrößerung und -straffung Implantate. Mir persönlich wäre allerdings das Risiko zu groß. Warnendes Beispiel ist sicherlich die Ex Miss Argentinien. Solange Magnano starb im November 2009, nachdem sie sich den Hintern aufspritzen ließ, an einer Lungenembolie. Mit 38 Jahren. Aber nicht nur das Risiko würde mich schrecken, sondern auch, mit Po-Implantaten nicht bloß hintenrum als Schaf zu gelten.

Trotzdem kann man auf Schafe nicht nur sehr neidisch sein, sondern auch von ihnen lernen. Selbst die, die keinen straffen Hintern haben, beklagen sich nicht dauernd oder knoten sich Pullis um die Hüfte, damit bloß keiner ihren Po sieht. Niemand greint: »Ich bin zu dick«, oder: »Der ruft ganz bestimmt nicht mehr an, sicher findet er meine Oberschenkel zu fett!«

Nun noch ein anderes Tier, das ich sehr zur Nachahmung empfehlen kann: Eichhörnchen. Die häufen zwar enorme Vorräte an, vergessen aber ständig, in welchem Erdloch, in welcher Astgabel, in welchem Rindenriss sie sie abgelegt haben, und müssen dauernd suchen. Wenn Sie mich fragen: Eine ideale Verbindung aus Bewegung und reduzierter Nahrungsaufnahme. Aber ich muss jetzt Schluss machen, weil ich irgendwo ganz bestimmt noch eine Tüte Chips habe. Ich weiß nur nicht mehr genau, wo.

Bye bye baby, bye bye

Lieber Waschbrettbauch,
du und ich wir sind schlicht nicht kompatibel. Damit wir
uns hier nicht falsch verstehen, ich habe an sich nichts
gegen dich. Im Gegenteil – so ein Waschbrettbauch
ist eine feine Sache. Er zeigt, dass der Träger jemand
ist, der hart an sich arbeitet. Der fleißig trainiert. An
einem Waschbrettbauch bewahrheitet sich der Satz: Von
nichts kommt nichts. Man kann auf dir Nüsse knacken,
und der Bauchnabel kommt phantastisch zur Geltung.
Früher warst du ein Objekt der Begierde vor allem für
Männer. Das hat sich geändert. Jetzt gehörst du ähnlich
wie French Manicure und XL-Sonnenbrille auch zu den
Must-Haves der Frauen.

Alles toll, keine Frage. Nur mein Bauch will dich nicht.
Ich habe ihm gut zugeredet, mal streng, mal freundlich,
aber er lässt sich nicht überzeugen. Er will weich bleiben
und gepolstert.

Du, verehrter Waschbrettbauch, bist wie Atlantis –
versunken. Man weiß, irgendwo ist es … aber man kann
es nicht finden. Ich bin mir sicher, dass unter meinem
Speck das herrlichste Relief ist. Aber: Ich kann mein
Leben einfach nicht mit weiterem Suchen verbringen.
So viel Lebenszeit bleibt mir auch nicht mehr. Und mal
unter uns: Die Gelegenheiten, dich auszuführen und
zu präsentieren, sind in meinem Alter doch sehr be-
schränkt.

Liebe Hüftknochen,

war echt nett, euch kennengelernt zu haben, eine kurze, aber schöne Begegnung. Leider seid ihr ein wenig bindungsscheu. Ich glaube also nicht, dass wir ein weiteres Date haben werden. Das ist schade, ich hatte echt vor, mit euch Jahre zu verbringen, ich mochte euch wirklich. Aber mit Hüftknochen ist es ein bisschen wie mit den Männern, die sagen: »Ich melde mich«, und dann niemals mehr von sich hören lassen. Irgendwann muss man einfach aufhören, sich nach etwas zu verzehren, was so wankelmütig ist. Und letztlich gilt der alte Spruch: Wer nicht will, der hat schon ...

Bye bye, Kamasutra,

leider kann ich es dem Kronleuchter nicht zumuten, mich dranzuhängen. Mein Specki-Körper möchte sich auch nicht verbiegen wie ein neunjähriges chinesisches Schlangenmädchen von 24 Kilo. Ich weiß, dass es nicht unbedingt vorteilhaft aussieht, wenn ich Schubkarre spiele, und wer mich auch nur für die »schnelle Tour« mal eine Weile auf den Armen halten will, der kann gleich den Orthopäden mitbuchen. Heutzutage gibt es ja in vielen Bereichen den Begriff »Downshiften«. Also runterfahren, vereinfachen, aufs Wesentliche besinnen. Man kann auch herrlichen Sex haben, ohne sich an bizarren Turnübungen zu versuchen oder sich gleichzeitig für die Olympischen Spiele im Kunstturnen qualifizieren zu müssen.

Liebe Oberschenkellücke,

ja ich meine dich, dieses riesige Loch, das sich auftut, wenn eine dünne oder sehr schlanke Frau in Röhrenjeans die Straße langgeht. Diese Lücke zwischen den

Schenkeln, durch die Kinder bis etwa fünf Jahre einfach so durchlaufen können, ohne dass die Lückenbesitzerin auch nur berührt wird. Das große Nichts, das aber trotzdem so begehrt ist. Da ist nichts, aber man will es haben. Meine Oberschenkel sind extrem anhänglich. Sie mögen einander. Sie lassen nichts zwischen sich. Und ich muss sagen: Treue ist ja auch was. Also bleibt halt zusammen, gerade in dieser schnelllebigen Zeit muss man eine Anhänglichkeit wie eure, die jahrzehntelang währt, auch zu schätzen wissen.

Liebe Größen 30, 32, 34, 36 ...,
ab sofort könnt ihr andere Frauen glücklich machen. Ich bin eine Vierer-Frau. Ich gestehe: Ich habe euch begehrt (obwohl ich eigentlich eine Realistin bin und schon ahnte, dass das schwierig werden würde!), aber es ist wie bei so vielem: Man kann über euch hinwegkommen. Und wenn man sich die Nummerologie mal näher anschaut, kann man Vierer-Frau ganz zufrieden sein. Die vier steht für Ganzheit. Vierer-Menschen sind angeblich fleißig und voller Ausdauer. Für sie stehen Sicherheit und Stabilität im Vordergrund, und sie haben eine klare Urteilsfähigkeit. Sie planen und handeln nicht unbedacht, und deshalb muss ich auch sagen, dass meine Entscheidung feststeht – sollen sich andere an der Drei vorne abarbeiten. Viel Glück allerseits!

Liebe Diäten,
egal wie laut und vielversprechend ihr lockt, ihr Sirenen der Neuzeit, ihr könnt mich mal. Ihr saugt meine Energie weg, ihr ärgert mich, und ihr gehört zu denen, die immer enorm viel versprechen, aber es dann doch nicht

halten. Ich kenne euch fast alle, in jeder Variation, und natürlich führt ihr mich immer wieder in Versuchung. Ständig taucht ihr irgendwo auf, und angeblich ist es mit euch auch immer ganz, ganz leicht. Fast wie von selbst. Einfach und schnell und unkompliziert, das sind Schlagworte, die ihr in eurem Gepäck habt. Aber wenn man so oft reingefallen ist wie ich, muss man irgendwann auch bereit sein zu lernen. Zu lernen, dass ihr kleine Blender seid. Und dass ihr immer wiederkehrt. Das ihr so etwas wie eine Sucht seid. Erkenntnisgewinn heißt das Zauberwort, und tatsächlich hatte ich durch eure jahrelange Begleitung jetzt mal einen. (Sonst wäre es ja fast so, als würde Verona Pooth-Feldbusch immer wieder Dieter Bohlen heiraten.)

Liebe Kalorien,
ihr habt mich lange begleitet. Ich habe euch gezählt, rumgerechnet, und ihr habt große Areale meines Gehirns besetzt. Obwohl ich Mathe noch nie mochte. Ich hatte auf einmal Zahlen auf meinem Teller. Große Gleichungen mit versteckten Unbekannten. Schluss damit. Ihr müsst ausziehen. Ich stelle euch die Köfferchen vor die Tür. Unsere Beziehung hat lange genug gedauert, war oft unerquicklich, und irgendwann muss man auch mal eine Entscheidung treffen. Ich habe mich entschieden: Macht Platz da oben. Platz für andere Dinge. Natürlich werde ich euch nicht komplett aus meinem Leben streichen können, dafür seid ihr zu omnipräsent. Aber: Ich werde damit leben, dass ihr einfach drin seid in dem, was ich nun mal gerne mag: im Essen. Und ich werde euch einfach mitessen. Basta.

Bye bye, Schuld, Sühne, Reue,

auf euch könnte ich echt sauer sein. Ihr habt wirklich einiges dazu getan, um mir so manche schöne Mahlzeit zu vermiesen. Ihr habt ständig über mir geschwebt wie ein Damoklesschwert und immerzu auf mich eingeredet: »Wenn du das noch reinstopfst, musst du dich nicht wundern!« »Nimm kein Dessert, schau dich bloß mal an!« Oder auch: »Hätte ich nur nicht ...!« Oder auch: »Warum nur habe ich ...!« »Jetzt muss ich eine halbe Stunde länger laufen ...!« »Fünf Sekunden im Mund, fünf Jahre auf der Hüfte!«

Ich will mich nicht mehr grämen. Jedenfalls nicht über Profanes. Es gibt genug wirkliches Elend in dieser Welt und genug Dinge, die man bereuen kann, an denen man Schuld hat. Aber in Verbindung mit Essen solltet ihr keine Rolle spielen. Ich spreche wirklich gerne, aber nicht mit komischen Stimmen in meinem Kopf, sondern wesentlich lieber mit meinen Freundinnen und der Familie.

Bye bye, drüber reden,

es gibt die alte Devise: Angriff ist die beste Verteidigung. Also schnell raus mit allem. Was man selbst erzählt, sagt dann wenigstens kein anderer. Aber muss man wirklich wildfremde Menschen in die eigenen Problemzonen einweihen? Muss man jedem erklären, warum man speckig geworden ist, dass die Oberschenkel fett sind oder dass man von ärmellos nicht mal mehr träumt! Zum einen sieht man das meiste sowieso, zum anderen: Was sollen die, denen man jede Problemzone präsentiert, denn sagen? »Ja, ist mir auch gleich aufgefallen, wie fett deine Schenkel sind!«? Also einfach mal den Ball flach halten und ein neues Thema suchen. Man reicht ja auch nicht sein Tagebuch über den Tisch, kaum dass man sich kennengelernt hat.

Bye bye, Rechtfertigung,

ständig habe ich mich entschuldigt und gerechtfertigt. »Habe heute noch gar nichts gegessen!« »Bin schon völlig unterzuckert!« »Habe so einen Stress, brauche Süßes!« »Das ist mein erstes Schnitzel seit der Geburtstagsfeier von Clemens im Jahre 1973!« Ich habe versucht, meine Lust am Essen zu schönen. Zu entschuldigen. Wollte, dass man auf keinen Fall denkt: »Gott, ist die gefräßig!« Schluss damit.

Rechtfertigen nervt mich bei anderen, weil es mich gar nicht interessiert. Soll doch jeder essen, worauf er Lust hat. Und so wie es mich bei anderen nervt, nerve ich andere. Das will ich nicht mehr tun.

Übrigens: Genauso nervig sind die Frauen, die ständig behaupten, schon Unmengen vertilgt zu haben, und nur deshalb jetzt auf keinen Fall »noch mehr« essen können. Esst oder lasst es, es bedarf keinen Kommentars. Wir sind erwachsen.

Bye bye, Hühnerbrüstchen und Reiswaffeln,

ich will euch nicht beleidigen, schließlich habe ich viel Zeit mit euch verbracht. Und viele von euch auf dem Gewissen. Aber unter uns gesagt, ihr seid ziemlich fade Gesellen. Ich habe in den wundervollsten Restaurants gesessen und immerzu Hühnchen bestellt. Ich könnte einen Reiseführer »Das deutsche Hühnchen und seine Begleiter« schreiben. Was habe ich alles verpasst! Gefüllte Lendenschnitte mit Würfelkartoffel, Gänsebraten klassisch, Sauce Hollandaise zum Spargel, Bratkartoffeln zum Steak, Fränkischer Sauerbraten … Und eins muss auch mal gesagt werden: Die Hühnchenbandbreite ist übersichtlich. Ein Hühnchen ist ein Hühnchen.

Welcome back

Liebe Kohlenhydrate,
ich weiß, das Leben ist verdammt hart für euch geworden. Erst werdet ihr als Pasta und Co. verehrt und dann urplötzlich verstoßen. Ihr geltet als Bäh, Frauen meiden euch, gerade so als wäret ihr ein mieser Hautausschlag, und ihr wisst mittlerweile ganz genau, was soziale Ächtung bedeutet, schließlich habt ihr sie am eigenen Leib erfahren. Manche sind nicht ganz so rigoros und finden euch noch tageslichttauglich, aber wenn der Abend sich nähert, dann ist auf jeden Fall Schluss mit euch. Abend und Kohlenhydrate – eine Mischung, die als teuflisch gilt. Aber nicht weinen, jetzt habt ihr ja mich. Ich mag euch einfach. Ich will nicht sein ohne euch. Ihr macht wunderbar gute Laune, erhöht den Serotoninspiegel, seid also so etwas wie eine natürliche Droge und macht glücklich. Darauf will ich nicht mehr verzichten!

Liebes Brot,
ich bin einfach vernarrt in dich. Müsste ich ein paar wenige Lebensmittel auswählen, die ich für den Rest meines Lebens essen werde, du wärst ganz vorne mit dabei. Unter den Top Five. In meiner persönlichen Food-Casting-Show schon fast ein Finalist. Wenn du dann noch eine enge Liaison mit Butter eingehst, bist du definitiv im Finale, auch ohne das Votum von Dieter Bohlen und

Co. Nichts schmeckt für mich so ursprünglich und so gut. Ich lasse jedes Kaviardöschen für dich stehen. Austern sowieso. Ich liebe dich!

Liebes Dessert,
du bist verbannt worden zu den Männern und Kindern. Die dürfen sich ungehemmt mit dir sehen lassen. Für Frauen, besonders solche meines Kalibers, ist so ein Dessert mehr als nur ein Nachtisch. Er ist eine Aussage. »Ich habe mich nicht unter Kontrolle«, schreit allein der Griff nach der Nachtischkarte. Die Leute schauen, als würde man vor aller Augen einen Hardcore-Porno schauen, und irgendwie stimmt das ja auch: Du kleines Dessert bist ein wahres Lustobjekt, nur ohne die billigen Stilettos und all das Silikon. Du bist ein wahres Kunstwerk. Ein krönender Abschluss.

Welcome back Bluthochdruck, Cholesterin und Diabetes,
man fühlt sich wie ein Fettlobbyist – gerade so, als würde man einem Vierjährigen eine Kippe auf offener Straße anbieten, und sie ihm auch noch anzünden –, wenn man einen BMI über 25 hat. Ständig muss man sich, zumeist ungefragt, anhören, dass man nur noch einen Millimeter von grauenvollen gesundheitlichen Problemen entfernt sei. Und ihr drei seid die am häufigsten genannten. Da kann man noch so oft beteuern, dass man keinen Bluthochdruck hat, man erntet mitleidige und ungläubige Blicke oder ein leicht bedrohliches: »Noch nicht!« So als würdet ihr schon auf der Türschwelle stehen und es nur noch eine Frage der Zeit sein, bis ihr mir Gesellschaft leistet. An sich wäre man bei einem höheren BMI gezwungen, seine neuesten Blutresultate und die mor-

gendlichen Blutdruckwerte immerzu bei sich zu tragen. Einen kleinen Dick-aber-gesund-Ausweis. Dann jedoch wären wir wieder bei den Rechtfertigungen. Und mit denen ist ja Schluss (siehe oben!).

Welcome back, Vergebung,

als Moppel sitzt man quasi permanent auf dem Beichtstuhl, ohne allerdings auf der anderen Seite den gütigen Priester zu haben, der einem mit ein paar winzigen kleinen Rosenkränzen alle Last abnimmt. Im Gegenteil, ständig wird noch mehr Öl ins Feuer geschüttet. Täglich überrennen einen Horrorgeschichten, die belegen sollen, dass praktisch alles verzeihlich ist (vom Steuerbetrug im siebenstelligen Bereich bis zu nicht gehaltenen Wahlversprechen), nur nicht das Moppeligsein. Das kann man sich offenbar nur selbst vergeben. Ich vergebe hiermit nicht nur mir selbst, sondern auch jederzeit gerne Ihnen. Bei Bedarf mailen Sie mir einfach.

Welcome back, Themenvielfalt,

gut, am Anfang wird es nicht leicht sein, sich in einer großen Frauenrunde zu unterhalten, ohne die magischen Wörter wie »Diät«, »abnehmen«, »Dickmacher«, »Kalorien« und ihre zahlreichen Verbündeten zu verwenden. Vielleicht werden wir schweigsamer als gewöhnlich sein. Aber nur kurz: Denn da draußen lauern herrliche Themen in der Warteschlange und dürfen jetzt in die Pole-Position vorrücken. Mal ehrlich: Selbst das Liebesleben der Wasserspinne ist letztlich spannender, als ständig über die immergleichen Kilos zu lamentieren.

Welcome back, Gnade,
ich will nicht mehr über anderer Frauen Speckigkeit ab-
lästern. Ich will nie mehr fragen: »Bin ich so dick wie
die?« Ich will ab jetzt wissen, wie lebt sie, woran hat
sie Spaß, wen liebt sie, wofür interessiert sie sich ... Ich
denke, das könnte sehr viel aufschlussreicher sein!

Im Nahkontakt mit dem Moppel-Ich
Interviews

Reiner Calmund

»Kompetenz und Leidenschaft, das ist die Formel zum Erfolg.«

Reiner Calmund, Jahrgang 1948, ist Fußballexperte und Manager. 1976 brachte ihn die Trainings- und Verbandsarbeit zu Bayer 04 Leverkusen, nachdem seine Karriere als Fußballspieler wegen eines Sportunfalls 1966 sehr früh beendet wurde. Calmund arbeitete fast 30 Jahre für den Verein, der unter seiner Führung zu einem international erfolgreichen Fußballunternehmen wurde. Im Juni 2004 gab er seinen Rücktritt als Geschäftsführer der Bayer 04 Leverkusen Fußball GmbH bekannt. Er war anschließend u. a. als offizieller Botschafter der nordrhein-westfälischen Landesregierung für die FIFA Fußball-Weltmeisterschaft 2006 tätig und in gleicher Funktion bei der »UEFA Euro 2008« für die Host-City Klagenfurt.

Reiner Calmund ist im Fernsehen, im Internet und in Printmedien als Kolumnist sowie gefragter Interviewpartner aktiv. Für die deutsche Staffel der Reality-Show »Big Boss« stand er bei RTL vor der Kamera. Für den Kochsender tv.gusto kochte er bei »Calli kocht« zusammen mit Prominenten. Seit 2006 ist der »Genießer des Jahres 2005« (ausgezeichnet vom Schlemmeratlas) Jury-Mitglied der »Kocharena« bei VOX. Sein Projekt

»Iron Calli« wurde mit dem »Health Media Award« ausgezeichnet und ausführlich von den TV-Sendern RTL und VOX begleitet. Mit seiner 2008 veröffentlichten Autobiografie »fußballbekloppt!« hielt er wenige Wochen nach Erscheinen Einzug auf die »Spiegel«-Bestsellerliste.

Bei Talkshows und in Expertenrunden ist er ein geschätzter Gast und Gesprächspartner, der immer Spannendes und Anekdotenreiches – nicht nur aus der Fußballwelt – zu berichten weiß. Mit seinen vielfältigen Erfahrungen aus der Sport- sowie aus der Unternehmenswelt ist Calmund zudem ein gefragter Redner auf Kongressen und Firmenveranstaltungen. Seit Herbst 2009 steht er für die ZDF-Serie »Callis kleines Fußballmärchen« vor der Kamera.

Wie viel hast du schon abgenommen?

Weil ich ja weiß, dass es nichts bringt, sich selbst zu belügen, rücke ich hier jetzt mal mit der Wahrheit raus: Ich habe zwischenzeitlich wieder zwei Kilo draufgepackt und muss zusehen, dass es erstens nicht mehr werden und zweitens die Pfunde beim nächsten Thailand-Urlaub wieder purzeln. Aber ich bin sicher, das wird mir gelingen.

Wie viel hast du jetzt insgesamt abgenommen?

30 Kilo habe ich insgesamt abgenommen. Mein Sohn Marcel ist Physiotherapeut, seine Freundin Sportwissenschaftlerin, die haben mir ein Programm auf den Leib geschneidert. Und weil beide mitkommen nach Asien, überwachen sie es natürlich mit Argusaugen. Aber ich genieße das durchaus. In Thailand ist Abnehmen keine Quälerei für mich. Morgens schwimmen, Fitness, Mas-

sage, dann ein Stündchen bisschen hinlegen, ein schönes Buch lesen und abends nett essen gehen. Vor allem aber: Gesund essen gehen. Und so komme ich wunderbar über die Runden, und wenn ich im Flieger sitze fühle ich mich wie eine Feder.

Was ist für dich Versuchung?

Fast alles! Ich kann dir besser sagen, was keine Versuchung für mich ist. Ich esse gerne süß, ich esse gerne herzhaft, und wenn ich dann noch quatschen kann, und es sind noch die richtigen Leute mit am Tisch, dann gehe ich ab wie eine Dampfwalze.

Ist das deine erste Gewichtsabnahme in der Größenordnung?

Ja, ja. Ich bin ja von einem großen Level runtergekommen, es war die höchste Abnahme, aber auch vom höchsten Gewicht, das ich je hatte.

Wann hast du die erste Diät gemacht?

Ach, ich habe das ja früher schon mal probiert, dann gingen mal zehn Kilo weg, dann waren die wieder drauf, der Jojo-Effekt eben. Ich habe zehn Kuren gemacht oder 20 und dabei habe ich insgesamt bestimmt 150 Kilo abgenommen. Aber in der Zeit dazwischen eben auch 200 Kilo zugenommen. Nachdem ich dann im Sommer 2008 nach der EM in Österreich die Schallmauer mit 163 Kilo durchbrochen hatte, habe ich beschlossen: Jetzt ist Feierabend. Dass ich es letztlich durchgehalten habe, lag auch an der Art und Weise, wie wir das öffentlich gemacht haben. Mir war klar, dass sich da einige fragen, warum macht der Calli das denn mit Fern-

200

sehkameras und spricht in jedem Interview drüber. Für mich war das deshalb so wichtig, weil bei mir ja so ein kleiner Drecksack im Ohr sitzt, dieser kleine Schweinehund, der bisher vor jeder Diät gesagt hat: »Fang morgen an mit der blöden Kur! Oder nächste Woche!« Von dem habe ich mich tausendmal überreden lassen. Und 20 Jahre lang zugenommen. Wenn du aber dann zum Jauch gehst und dich vor einem Millionenpublikum öffentlich wiegen lässt, dann sagst du dem kleinen Schweinehund: »Halte die Fresse.« Hinzu kam, dass ich Hilfe hatte. Im Team fällt eben vieles leichter. So wie jetzt in Thailand, wo mein Sohn und dessen Freundin dabei sind.

Beugt sich der kleine Schweinehund dem medialen Druck oder sagt der nicht auch manchmal: Mir doch egal! Druck hin, Druck her?

Da muss ich dem Schweinehund sagen: »Halte die Schnauze, jetzt ist Schluss.«

Hast du denn tatsächlich mehr gegessen oder einfach nur einen langsamen Stoffwechsel?

Die meisten sagen ja, es sind die Gene – ich kann definitiv sagen, bei mir war es so, dass ich über die ganzen Jahre und Jahrzehnte viel zu viel gegessen und mich viel zu wenig bewegt habe. Ich habe immer genau das Gegenteil von dem gemacht, was man machen soll: Weil ich eben ein Leckermäulchen bin, ich mag das Herzhafte, das Süße – einfach alles. Was ich nicht mag, das passt auf eine DIN-A4-Seite. Aber was ich gerne esse, da schreibe ich dir ganze Bücher mit voll. Von der Vorspeise bis zu den Desserts, Zwischengerichte inklusive.

Ist das nicht auch ein schönes Leben, schön zu essen?

Wenn jetzt ein Erfinder käme und mir etwas anbieten würde, bei dem ich alles essen könnte ohne zuzunehmen, da würde ich richtig Kohle für bezahlen. Wobei ich festgestellt habe: Man kann auch so gut leben! Ich habe mich ja durch keine Krankenhausdiät gequält oder abends Körnerknäcke mit Magerquark geknabbert. Ich habe mich für die Trennkost entschieden, da kannst du in jedem Restaurant bombig essen, und dann habe ich parallel eben Sport gemacht, mich viel bewegt und sogar einmal die Woche gesündigt. Das war für mich vom Grundsatz her gut, ich musste mich nicht kasteien. Ich habe gesehen: Wenn ich normal esse und mich bewege, geht das Gewicht runter. Das ist eine gute Motivation, auch für die Zukunft.

Wie steht es mit dem Sport? Ist das echte Leidenschaft?

Also ich liege lieber am Pool und lass mich ab und zu wie ein weißer Wal ins Wasser fallen, mache für die Kinder oder Enkel eine Delfinshow oder eine Killerwalshow. Ich muss mich antreiben zum Sport, es ist nicht so, dass ich das mit purer Begeisterung mache. Ich brauche den Antrieb, von Joey Kelly, meinen »Iron Calli"-Partner und Freund, oder von meinem Sohn, der mich dann triezt: »Komm auf, jetzt geht's zum Sport.« Und ganz ehrlich, wenn ich meine Einheiten dann geschafft habe, dann fühle ich mich mittlerweile im doppelten Sinne gut, vom Körper und auch von der Birne her. Es ist ja auch erwiesen, dass regelmäßiger Sport mehr Leistungskapazität im Oberstübchen bringt.

Welches Gewicht willst du erreichen? Hast du ein Zielgewicht?

Ich würde mal sagen, wenn ich im nächsten Jahr auf 120 Kilo komme, so langsam peu à peu, dann reicht das.

Um Gewicht zu halten muss man sich dauerhaft disziplinieren, kannst du dir das vorstellen?

Ja, ich habe mich damit jetzt schon arrangiert. Die Voraussetzung dafür ist, nicht hungern zu müssen, und ich habe beim Abnehmen auch nicht gehungert. Viele hätten sich gewundert, wie gut und wie lecker ich noch gegessen habe. Du hast es ja selbst gesehen beim Promi-Dinner, wie gut ich gegessen habe, und danach hatte ich noch Kocharena und habe trotzdem abgenommen in der Zeit. Ich habe fast 60 Folgen Kocharena gedreht, da kriegst du am Tag zehn Portionen.

Hast du als »Dicker« Erfahrungen gemacht, die irgendwie demütigend waren?

Ne, ne, ich komme damit zurecht. Ich sage immer, wenn ich mich ins Flugzeug setze, und die Maschine ist voll, und da sitzt einer in der Mitte und ich sitze am Gang: Herzlichen Glückwunsch, sechs Richtige im Lotto heute, jetzt wird's ein bisschen eng, also Luft anhalten. Aber die Leute sind in der Regel nett, weil ich auch ein wenig quatsche, und am Ende sagen die noch: Bleib noch ein bisschen sitzen. Was erst ein großer Schreck für die Leute war, ist dann am Ende gar nicht so schlimm. Ich bin natürlich auch ein klein bisschen eitel. Wenn ich am Strand bin mit meinem dicken Wanst, dann habe ich erst mal Angst, dass Greenpeace kommt, von wegen »Rettet die Wale". Ich ziehe mir dann immer ein Hemd an, auch weil ich mich nicht verbrennen will. Ich creme mich zwar schön sorgfältig ein, aber bin auch ganz froh über das Hemd, nicht nur wegen des Verbrennens.

Hast du dir dumme Kommentare von Menschen anhören müssen?

Natürlich gab es mal den ein oder anderen, aber höchstens im Promillebereich. Ansonsten habe ich da wenig bis keine Probleme. Ich sage immer: Besser dick und fit als schlank und schlapp.

Du bist seit Jahren im Sportbusiness, ist es dort nicht noch mal härter, keine »Idealfigur« zu haben?

Ich habe den Jungs immer gesagt: »Mein Job findet am Schreibtisch statt, Telefonieren und Verhandlungen führen. Dein Job ist es, zu rennen und zu marschieren, deshalb musst du schmal sein. Mach du deinen Job gut, ich mache meinen gut.

Wie wichtig ist Schlanksein für dich?

Ich bin ja noch immer eine kleine Dampfwalze, aber ich fühle mich tatsächlich leichter, wenn ich ein paar Kilos, wie jetzt bald in Thailand, abnehme. Da denke ich dann schon, ich könnte bei der Wahl zum Mister Germany teilnehmen. Das Selbstvertrauen habe ich dann. Ich kann mich mit Frauen nett unterhalten, besser als so mancher Adonis, dem nach fünf Minuten nichts mehr einfällt, und der an die Tapete stiert und sagt »Schönes Wetter!"

Wie waren die Reaktionen der Leute, als sie gesehen haben, dass du eine so wunderschöne schlanke Frau geheiratet hast?

Das Gerede war nicht mehr im Promillebereich, schon drüber, ich würde sagen so im unteren Prozentbereich.

Das ging dann nach dem Motto: Wie ist das denn möglich? Aber wir sind gut und offensiv damit umgegangen. Das hat meiner Frau schon manchmal mehr wehgetan als mir, dem Dickeren und Älteren. Heute ist das vorbei. Freunde und auch die Öffentlichkeit haben gemerkt, dass ich eine sehr nette und sympathische Frau habe und wir eine sehr enge und innige Verbindung haben.

Bei Männern wird Speck eher toleriert, bei Frauen fängt Dicksein wesentlich früher an, oder?

Der Frau, die meine Gewichtsklasse hätte, der müsste ich dringend sagen: Nimm mal ab, sonst bist du nicht mehr attraktiv als Frau. Aber so ein bisschen Übergewicht, nett und Ausstrahlung, das ist mir absolut egal, mir kommt es bei einer Frau auf die Ausstrahlung an, ob die 15 oder 20 Kilo mehr hat oder weniger, das zählt dann nicht. Wenn sie natürlich meine Gewichtsklasse hat, dann wäre sie ja im Drei-Zentner-Bereich, das wäre dann für eine Frau schwierig, noch attraktiv zu wirken. Schwieriger als für einen Mann auf jeden Fall.

Beäugen sich Männer untereinander ähnlich wie Frauen? Nach dem Motto: Wer ist der Schlankste im ganzen Land?

Ich habe das noch nie festgestellt. Ich muss aber ehrlicherweise sagen: Ich spiele nur Spiele mit, bei denen ich eine realistische Siegeschance habe. Bei diesem Wettbewerb hätte ich sicherlich keine Chance. Das wäre ja wie ein Formel-1-Rennen mit dem Traktor.

Anna Scholz

Ein Londoner Mode-Atelier – voll mit den herrlichsten Kleidungsstücken, leuchtende Farben, tolle Muster, exquisite Stoffe. Das alles einmal nicht nur in Winzgrößen. Das *muss* das Paradies sein. Oder das Studio von Anna Scholz. Die gebürtige Hamburgerin macht Mode für Moppel, und das höchst erfolgreich. 1990 ging sie nach London, um am Central Saint Martins College, einer der berühmtesten Modeschulen der Welt, zu studieren, und brachte schon während des Studiums ihre erste Kollektion heraus. Heute beliefert sie mehr als 70 Kaufhäuser und Geschäfte in 45 Ländern mit ihrer »kurvigen Couture«. Darunter das exquisite »Harrods« in London. Wer nicht so weit reisen will: Ihre Mode ist online zu haben unter www.annascholz.com.

Du machst Plus-Size-Mode – in welchem Größen-Bereich bewegen wir uns da?

In England fängt »Plus-Size« an sich schon bei Größe 38 an. Es gibt hier eine Model-Agentur, die unterscheidet zwischen Mini-Plus-Size und Maxi-Plus-Size. Bei uns fängt die Kollektion zwar auch bei Größe 38 an, aber unsere Mustermodelle sind alle in einer Größe 44. Die Größen, die wir am meisten verkaufen, sind 46, 48.

Wie bist du zur Plus-Size-Mode gekommen?

Ich war schon mit 13 Jahren 1,80 Meter groß und hatte eine Größe 42. Meine Mutter war immer unheimlich darauf bedacht, mir schöne Sachen zu kaufen, mich zu verwöhnen, und wollte mich immer nett mit zum Shoppen nehmen. Aber ich passte nie in irgendwas rein. Ausgenommen die blauen Faltenröcke aus der Oma-

206

Abteilung. Also haben wir uns bei einem Nähkurs ange-
meldet. Sie hat mir dann immer schöne Stoffe geschenkt,
und dann habe ich halt angefangen, mir meine Sachen
zu nähen. Als ich 17 war, bin ich als Model für große
Größen entdeckt worden und habe mir da ganz nett ein
Taschengeld und mehr dazuverdient. Auch dort habe ich
gesehen, dass es in dem Große-Größen-Bereich einfach
nichts gab, das irgendwie akzeptabel war. Die Sachen
waren so scheußlich, dass ich immer dachte: Mein Gott,
ich bin 18 und sehe aus wie 45.

War es schwer, sich mit dieser Nischen-Mode zu eta-
blieren – auf einem Markt, der ja geradezu Dünnen-
versessen ist?

Nein. Eigentlich nicht. Im Gegenteil. Es gab ja einfach nichts. Schon als ich mit Nähen angefangen habe,
wurde ich immer gefragt, wo ich die schönen Sachen
her habe. Dann habe ich auch für andere genäht. Noch
während meines Studiums hier in London habe ich eine
kleine Kollektion von zu Hause aus gemacht. Daraufhin habe ich ein bisschen Presse bekommen. Es gab ja
einfach so wenig Leute überhaupt, die etwas für große
Größen gemacht haben. Und dann kam ein Anruf: Ein
amerikanischer Großkonzern interessierte sich für meine Sachen. Ich wusste zuerst gar nicht, wer das war.
Aber ich hatte einen guten Freund, der jetzt mein Busi-
ness-Partner ist. Ich fragte noch: Wer ist das eigentlich?
The Limited Group? Und er sagte: »Die haben 6000
Läden in Amerika und 800 davon sind für große Größen …«

Das war so etwas wie der Anruf aus Hollywood für den
Schauspieler?

Ja. Unbedingt. Die Zusammenarbeit lief zwar nur ein Jahr. Aber das war von vornherein klar. Ich hatte aber meinen ersten, wirklich sehr riesigen Auftrag. Einer, bei dem mir vorab sogar schon die Hälfte bezahlt wurde, um die Kollektion vorzufinanzieren. Das macht sonst keiner. Diesen Scheck habe ich mir fotokopiert, an die Wand gehängt, mir ein Studio gesucht und drei Leute eingestellt und habe angefangen. Damit hatte ich auch ein Startkapital, mit dem ich weitermachen konnte. Ein Anfang. Heute sind wir zehn Leute, wir sind gerade in ein neues Studio gezogen, das beinahe doppelt so groß ist, und wir haben 70 Kunden, einen super neuen Online-Shop und eine Katalogkollektion für Simply Be.

Musste man bei den Kundinnen erst mal Überzeugungsarbeit leisten? Der Moppel neigt ja dazu, sich möglichst dunkel und weiträumig zu verhüllen, aber deine Mode ist prachtvoll, kurvig – ein echter Eyecatcher?

Mein Motto war immer: Ich möchte, dass sich Frauen schöner und besser fühlen, wenn sie bei mir einkaufen. Ich möchte, dass sie ihre Figur, ihre Formen durch schöne Stoffe, durch schöne Farben und eine angenehme Qualität unterstreichen können. Dass ich ihnen ein neues Shopping-Erlebnis vermitteln kann. Erst mal, weil ihnen die Sachen passen, die ich mache. Weil meine Mode – auch schon in Größe 38 – viel kurviger ist. Und weil sie sich im Top-End-Fashion-Bereich bewegt. Wir sind quasi eine Nische in der Nische – weil wir große Größen machen und das sowohl preislich als auch qualitativ auf ziemlich hohem Niveau.

Und auf ziemlich hohem Niveau präsentiert. Deine Mode hat es immerhin bis ins Who-is-Who des gehobenen Shoppings gebracht: Saks Fifth Avenue, Neiman Marcus und Harrods ...

Bei Saks und bei Neiman Marcus verkaufen wir allerdings nur im Online-Shop, nicht direkt in den Häusern. Neiman Marcus hat übrigens überhaupt keine großen Größen in seinen Niederlassungen. Das ärgert mich. Es macht den Eindruck, als wollten sie die Dicken nicht in ihren Häusern haben. Man könnte auch gleich sagen: »Wir nehmen ihr Geld, aber wir wollen sie nicht im Laden!«

Das hat schon ein bisschen mehr als nur den Hauch von Diskriminierung ...

Ja. Ich höre etwa von Einkäufern: »Ihre Kollektion gefällt mir gut, aber kaufen möchte ich sie nicht. Meine Größe-38-Kundin möchte nicht, dass jemand Dickes das gleiche Kleid trägt.« Oder sie sagen, dass dicke Frauen einfach kein Interesse daran hätten, gut auszusehen, deshalb wären sie ja dick und deshalb wären sie nicht bereit, Geld für schöne Sachen auszugeben, und deshalb würden sie meine Sachen nicht anbieten. Dicke würden sich ja ohnehin nur verhüllen wollen. Oder es wird behauptet, dass Dicke ja ohnehin immer gerade auf dem Weg in eine kleinere Größe seien – und sich also etwa in Größe 46 nichts kaufen, weil sie ja bald wieder in eine 44 passen werden. Aber das ist natürlich Blödsinn. Wenn das alles stimmen würde, würden die Leute nicht auch mal 400 Pfund für ein Anna-Scholz-Kleid ausgeben und ich wäre schon bankrott.

Bei der Mode für den Moppel steht ja immer im Vordergrund, möglichst viele Pfunde »wegzuschummeln« ...

... und bloß keine Querstreifen. Kenne ich alles. Jeder, der mich interviewt, fragt mich danach. Seit 15 Jahren. Ich finde, man darf grundsätzlich alles. Man muss es nur in den richtigen Proportionen machen. Wenn ich entwerfe, geht es mir wie jedem Designer: Es geht zunächst um die Farben, die Form, den Trend, die Stimmung. Und dann versuche ich, bei den Schnittformen bei jeder Gruppe von Stoffen oder Farben auf verschiedene Body-Typen einzugehen. Auf Frauen, die vielleicht etwas kleiner sind, auf solche, die etwas mehr Busen zeigen wollen ...

Hast du trotzdem einen Tipp?

Änderungsschneidereien! Die sind viel, viel wichtiger, als die meisten Frauen glauben. Wenn man sich beispielsweise einen Anzug für 500 Pfund kauft, dann muss man vielleicht noch einmal 20 Pfund investieren, um das Jackett auf die eigene Figur noch mal so einen Tick anpassen zu lassen – so etwas macht enorm viel aus. Oder wenn man eine Taille hat und das Outfit ist nicht so ganz perfekt geschnitten, dann lässt man noch ein paar Abnäher reinmachen und es sieht perfekt aus.

Gibt es spezielle Dinge, auf die du achtest?

Wir schneidern in den Schultern immer schmal und auch relativ schmal um den Brustkorb – dann machen wir viel mit solchen kleinen Bändern, damit man die Weite regulieren kann. Wir haben auch meist so ein kleines Plissee unter der Brust, damit die Kleidung nicht auf dem Bauch anliegt. Man soll die Formen, die Proportionen schon sehen. Aber die Sachen sollen auch gut sitzen. Wir haben einen speziellen Stoff entwickelt, eine doppelte Seide, die matt ist, wir drucken sie immer in verschiedenen Mustern. Da ist fünf Prozent Lycra drin. Ich finde, das ist der schönste Stoff, den es gibt.

Und Kleidung, die ins Auge fällt. Aber viele Moppel wollen ja gerade das nicht ...

Unsere Sachen sind natürlich nichts für Mauerblümchen. Aber ich halte es da mit Azzedine Alaia: »Wenn eine Frau nicht auffallen möchte, dann sollte sie sich mit einer Tasse Tee ins Bett legen.« Okay, das muss man sich erst mal leisten können. Aber jede von uns hat ja ein schwarzes Kleid, für solche Tage – eines, in dem sie sich immer gut und sicher fühlt. Aber es gibt eben auch eine Menge Tage, an denen man etwas Fröhliches, etwas Aufregendes tragen kann. Allerdings muss ich sagen: Ich habe auch viele Kundinnen, die einfach froh sind und sagen: Endlich kann ich mich ausleben. Das wollte ich immer.

Wann immer es um dick-dünn geht, wirst du sozusagen als Dicken-Vertreterin interviewt. Nervt dich das nicht?

Ein bisschen schon. Ich bin doch im Grunde eine Designerin, die Mode verkauft. Warum muss ich ständig darüber reden, wie ich mich fühle, weil ich dick bin, wie sich die Kundinnen fühlen, weil sie dick sind. Andere Designer fragt man nicht, warum sie nur ganz kleine Größen machen oder warum sie sich als Männer dazu berufen fühlen, Mode für Frauen zu machen. Ich möchte einfach Frauen schön anziehen, das ist mein Beruf. Obwohl ich mich natürlich auch mit dem ganzen Thema immer wieder beschäftige, in verschiedenen Internet-Gruppen bin.

Als Insiderin: Hast du eine Erklärung dafür, weshalb die Models immer magerer werden?

Ich finde den Trend erschreckend. Immerhin sind in den letzten Jahren einige Models durch extremes Diäten, an zu vielen Diätpillen, Drogen gestorben. Warum schickt man nicht eine Konfektionsgröße 38 über die Laufstege? Das ist doch auch schön. Aber ich glaube nicht, dass sich etwas ändert. Ich denke, viele Designer wollen unterbewusst vor allem ihre Sachen präsentieren. Die Frau, die sie vorführt, rückt immer mehr in den Hintergrund. Und je dünner und flacher ein Model ist, umso mehr vergisst man, wer eigentlich die Klamotten herumträgt. Ich denke, es ist kein Zufall, dass viele Designer für ihre Werbekampagnen mittlerweile auf Prominente zurückgreifen. Ebenso wie die Hochglanzmagazine bei ihren Covern, auf Gesichter mit Personality. Diese wahnsinnig dünnen Models sehen ja alle gleich aus: Hohlwangig, mit großen Augen, verwechselbar. Da kommt gar keine Persönlichkeit mehr rüber. Ganz anders als noch bei den Supermodels der neunziger Jahre etwa.

Manchmal ist aber auch die Promi-Frau ein Fehlgriff. Burberry hat sich für Emma Watson als »Gesicht« entschieden ...

Ja. Ich meine, wie alt ist sie? 17? Warum stellt sie eine Luxusmarke dar? Warum stellt man nicht eine reifere Frau dorthin?

Vielleicht damit wir uns – im Vergleich – noch etwas mehr grämen?

Dafür brauchen wir Emma Watson nicht, und man muss übrigens dazu auch kein Moppel sein. Ich hatte während

212

meines Studiums schon einen kleinen Laden hier in der Portobello Road und damit einen Einblick, wie Frauen shoppen und wie sie sich *alle* runtermachen. Ob dick, ob dünn, klein oder groß – alle stehen vor dem Spiegel und sagen: »Oh, mein Hintern ist zu flach, meine Knie sind zu dick.« Ich dachte immer: Kann nicht mal jemand einfach sagen: »Ich habe einen tollen Busen, den will ich unterstreichen« oder: »Ich habe einen schönen Po, den betone ich.« Alle mosern erst mal an sich herum. Ich fand das deprimierend. Ich habe gedacht: Ich möchte irgendwie versuchen, den Frauen ein positives Erlebnis zu geben.

Man sollte ja meinen, dass die Zufriedenheit spätestens ab Größe 38 abwärts beginnt. So habe ich mir das jedenfalls immer vorgestellt ...

Das ist ja das Phänomen. Auch da sagen Frauen: »Mein Hintern ist zu dick«, und lassen sich tausend Dinge einfallen, weshalb sie nicht zufrieden sein können. Ich werde nie vergessen, wie ich vor einiger Zeit auf einer Dinner-Party bei Freunden eingeladen gewesen bin. Dort war auch eine Schuheinkäuferin von einem englischen Laden. Eine ganz schlanke interessante Frau. Sie sagte mir, sie würde nicht so gern lachen, weil sie eine so dicke Zunge hätte. Und ich dachte: »How fucked up are you?«

Sabrina Fox

Sabrina Fox beschäftigt sich seit über 15 Jahren mit Engeln, Meditation und persönlichem Wachstum. In ihren Büchern (»Wie Engel uns lieben«, »Über die Heilung von Krisen«, »Stolpersteine auf dem spirituellen Weg« u. a.) und Vorträgen regt sie mit einer Mischung aus Offenheit, Wärme und Humor dazu an, den eigenen Weg zu Gott zu erforschen. Die ehemalige Journalistin und Fernsehmoderatorin (»Sabrina Lallinger«, ARD, SAT1, ZDF) heiratete 1989 und zog nach Los Angeles, wo sie bis 2005 lebte. Neben ihrer Ausbildung als klinische Hypnosetherapeutin begann sie 1998 ein Bildhauer-Studium unter Jonathan Bickart. Über ihre Erfahrung der Aus- und Einwanderung schrieb sie nach ihrer Rückkehr nach Deutschland »Mrs. Fox will wieder heim. Wie ich die Amerikaner verstehen und die Deutschen lieben lernte«. Ihre Ehe wurde 2004 mit Liebe und Achtung geschieden. Sie ist Mutter einer erwachsenen Tochter und lebt in München. www.Sabrina Fox.com

Du hast lange in Los Angeles gelebt, wie wichtig ist das Dünnsein dort?

Sehr wichtig. Ich habe Freunde, die damals aus Deutschland zu Besuch nach L. A. kamen und meinten: »Hier gibt's aber fette Leute!« Das stimmt nicht, denn das waren fast immer mittelamerikanische Touristen.

Die meisten Leute in Los Angeles sind schlank, was auch den Hintergrund hat, dass Kalifornien ein sehr gesundheitsbewusstes Land ist. Man macht Sport, ernährt sich gut, und deshalb hat man eine sportliche Gruppe von Menschen, die dann auch in der Regel nicht besonders füllig sind.

Gelten in Amerika unterschiedliche Gesetze für Männer und Frauen in Bezug auf Schönheit?

Nicht in Kalifornien. Der kalifornische Mann an sich muss schon auch fit sein. Ich rede von Kalifornien wohlgemerkt, etwas völlig anderes als Mittelamerika. Beim Rauchen zum Beispiel sind die Deutschen sehr viel großzügiger: Wenn der Amerikaner jemanden sieht, der raucht, dann ist das ein Schwächling, der seine Gelüste nicht unter Kontrolle hat. So ist das auch beim Gewicht: Es wird angenommen, dass ein Mensch, der sich um seinen Körper kümmert, sich auch sonst sorgfältig um alles andere kümmert. Ich war mit einem Mann verheiratet, dessen Vater sehr früh gestorben ist, und da hat er beschlossen, vorbeugend regelmäßig Sport zu machen, und das jeden Tag. Und wenn du mit so einem Menschen zusammenlebst, wirst du davon beeinflusst. Wie wenn einer gesund kocht, dann isst der andere auch gesund.

Leider gibt es nicht nur in Kalifornien das »Drama der Mageren«, vor allem für die Teenager, die verzweifelt versuchen dazuzugehören. Und sie wollen zu denen gehören, die hip sind ... und das sind nun mal die Schlanken. Wenn du übergewichtig bist, musst du wenigstens Geld haben. Aber auch das ist grenzwertig. Ganz viel Geld geht vielleicht, Richtung Privatjet (lacht).

Ist diese Kontrolliertheit erstrebenswert?

Also in Kalifornien schon. Es hat im besten Sinn etwas mit Selbstverantwortung zu tun, im schlimmsten Fall wird es zur Obsession. Und doch ist es mit der Kontrolle nicht weit her. Es wird viel gekokst und gekifft, wie überall in der westlichen Welt, um dem Druck des »Perfektseins« standhalten zu können. Als ich Teenager war, musstest du entweder schlau oder schön sein, aber nicht beides. Heute sollst du beides sein.

Wie war das bei dir selbst, warst du immer schlank?

Ich war ein sehr übergewichtiger Teenager und bin jetzt schlank, deshalb kenne ich die beiden Seiten dieser Medaille. Aus Frust habe ich mich in meiner Pubertät auf über 80 Kilo hochgefuttert. Bis ich 30 war, habe ich mich von einer Diät zur anderen gehangelt. Vier Wochen Nulldiät, Atkins, nur Suppen, Brigitte, die Sauerkraut-diät (übrigens ein grauenvoller Geruch am Morgen!), die Eierdiät, die Mayo-Diät, ich kannte sie alle. Ich habe ab meinem 17. bis zum 30. Lebensjahr eigentlich nur diätet. Dann wurde ich schwanger, und da hatte ich für mich eine Entschuldigung. Ich habe zwar nicht über-mäßig viel gegessen, aber ich habe wieder gegessen. Erst durch meine Schwangerschaft hat mein Körper wieder normale Essensrationen bekommen, und ab dann hatte ich auch keine Probleme mehr.

Das Problem beim Zunehmen, jedenfalls bei mir, war, dass man immer wieder an den Punkt kommt, wo man sagt: Jetzt ist es sowieso schon wurscht. Was immer ich anziehe, passt mir sowieso nicht oder sieht nicht gut aus, dann ist es jetzt auch schon egal. Rein mit den Chips. Diesen Punkt habe ich immer zwischendrin erwischt. Nulldiät war für mich am einfachsten, ich habe lieber gar nichts gegessen als wenig. Dann habe ich dreimal im Jahr vier Wochen lang, natürlich dummerweise ohne ärztliche Aufsicht, meine Nulldiät durchgezogen, um alles wieder runterzukriegen. Damals war ich auch noch Fernsehmoderatorin, und die Kamera legt oft immer noch ein paar Pfunde drauf.

Wie hast du es nach der Schwangerschaft geschafft, nor-mal zu essen? Den berühmten Schalter umzulegen?

216

Das hat mein Körper hingekriegt. Ich hatte Glück, denn mein Körper reagiert sehr schnell auf Veränderungen. Nach neun Monaten hat mein Körper dieses konstante Verlustgefühl, jetzt muss ich aber schnell was drauflegen, weil es morgen vielleicht nichts mehr gibt, vergessen. Neun Monate lang Frühstück, Mittagessen und Abendessen, da hat er gedacht, es sieht jetzt gut aus, ich kann mich entspannen und muss nichts mehr bunkern für kommende Hungersnöte. Ich habe sehr langsam abgenommen nach der Schwangerschaft. Ich war keine von denen, die nach einem Monat in ihre Jeans reinpassten. Ich habe mir aber auch gesagt, ich habe neun Monate gebraucht zum Zulegen, jetzt lasse ich mir auch neun Monate, bis ich es wieder runter habe. Ich war danach aber so mit meiner Tochter beschäftigt und bekam so wenig Schlaf, dass ich mein Gewicht irgendwie vergessen habe. Auf einmal fiel mir auf, dass ich schlanker war, ohne dass ich was tun musste. Seit den letzten 20 Jahren bewege ich mich immer zwischen 58 und 62 Kilo. Aber ich mache Sport. Ich esse sehr gerne und ich will auch beweglich bleiben, das ist eigentlich mein Hauptgrund, weil wir in meiner Familie alle recht unbeweglich sind. Das funktioniert ganz wunderbar, weil ich mich eben nicht zurückhalten muss: Fünfmal die Woche eine Stunde Sport, und dafür kann ich essen, was ich will. Das ist der Deal, den ich mit meinem Körper mache. Ich esse Schokolade, Süßigkeiten, Soßen – alles. Acht Jahre nach der Geburt meiner Tochter sah ich in einer meiner Meditationen plötzlich eine dicke Frau mit einem Koffer. Sie rief mir zu: »Ich verlasse dich jetzt!«, drehte sich um und ging. Mein Selbstimage als »Ich bin dick und nur jetzt mal schlank« löste sich auf.

Um auf Amerika zurückzukommen: Was mich sehr belastet hat, war der extreme Druck auf unsere Töchter. Damals war dieser Heroin-Schick so beliebt, gekrümmte Schultern nach vorne, kein Busen und diese leidenden Gesichter und ganz, ganz mager. Und mit diesem Schönheitsideal ist meine Tochter mit 13 in die Pubertät gegangen.

Kann man gegen solche Vorbilder etwas tun?

Wenig. In der Pubertät haben wir als Eltern kaum mehr Einfluss. Eine enge Freundin meiner Tochter wurde magersüchtig. Ich war wie eine Tante für sie, sie hat sehr viel Zeit bei uns verbracht. Ich habe das am Anfang nicht gemerkt, weil die Mädchen dann weitere Sachen anziehen. Ich habe dann herausgefunden, dass sich die Mädchen in Los Angeles hauptsächlich durch Abführmittel und Kokain schlank halten. Die Mädchen kiffen nicht mehr, rauchen also kein Gras, weil sie darauf hungrig werden. Deshalb nehmen sie Kokain.

Wie reagierst du, wenn du so etwas bemerkst?

Ich rufe die Mütter an. Ich finde, da müssen wir Mütter zusammenhalten. Da geht es ums Überleben, da kann ich mich nicht raushalten. Bei einem anderen dreizehnjährigen Mädchen kam die Idee mit den Abführmitteln vom Babysitter! Ich habe mich intensiv mit dem Thema beschäftigt und habe dann auch herausgefunden, wie wichtig es ist, mit den Mädchen zu essen. Wirklich zu sehen, dass sie etwas zu sich nehmen. Und natürlich auch aufzupassen, was danach passiert. Diese Mädchen übergeben sich selten in die Toilette, wo man es hören könnte, sondern sie gehen unter die Dusche. Auch hier in Deutschland in meinem weiteren Bekanntenkreis war ein Mädchen, das eindeutig magersüchtig ist, da haben die Eltern jahrelang gesagt, sie hätte einen Virus. Eltern sind damit natürlich häufig überfordert. Da braucht man professionelle Hilfe. Auch da sprach ich mit dem Vater. Und bot die Informationen an, die ich gesammelt hatte.

Ist Magersucht in Amerika salonfähig, gibt es Leute, die sagen, na ja, man muss eben dünn sein, und irgendwie muss man es halt auch schaffen?

Nein, es gibt schon eine sehr scharfe, aber hauchdünne Grenze zwischen schlank und mager. In den Staaten genau wie hier. Menschen, die extrem mager sind, haben keine gesunde Selbstwahrnehmung mehr. Sie sehen sich dicker, als sie sind.

Da gibt es eine wunderbare Übung, die Therapeuten machen. Sie legen die Mädchen auf den Boden auf ein großes Stück Papier und machen eine Fuß- und Kopflinie, und markieren den Punkt unter den Achseln und zwischen den Beinen. Dann sagen sie zu den Mädchen, sie sollen mal diese Punkte verbinden, so wie sie sich sehen. Dann verbinden sie diese Punkte und es wurde festgestellt, dass sie sich alle sehr viel dicker sehen, als sie sind. Danach legen die Therapeuten das Mädchen auf das Papier und dann malen sie das Mädchen ab und zeigen dadurch auf, wie dünn sie wirklich ist. Da gehen den Magersüchtigen zum ersten Mal die Augen auf und sie nehmen zum ersten Mal wieder wahr, wie dünn sie wirklich sind.

Unter Bush gab es eine Aktion, die hieß »War against fat« – haben die Amis keine anderen Probleme?

Tja, wir haben ja schon den Krieg gegen die Drogen nicht gewonnen. Grundsätzlich alles in dieser Richtung mit einem Krieg zu vergleichen, hat natürlich katastrophale Folgen. Das war keine Kampagne, die große

Wellen geschlagen hat. Wir können uns natürlich auch selbst fragen, warum wir dick sind. Bei mir war es damals Selbstschutz. Ich brauchte Extrapfunde, um meine Sensibilität zu verstecken. Als ich später lernte, offener zu sein und damit umzugehen, brauchte ich die Pfunde nicht mehr.

Welche Anstrengungen unternehmen Frauen und Männer, um dünn beziehungsweise schlank zu sein?

Ich mache da einen Unterschied zwischen Teenagern und Erwachsenen. Meine Besorgnis liegt da eher beim Teenager. Es kommt auch darauf an, ob du dich im Filmgeschäft im weitesten Sinn aufhältst. Im Filmgeschäft musst du eigentlich schlank sein, außer du bist der Typ »füllige Schauspielerin«.

In L. A. hat man den konstanten Vergleich, den wir hier in Deutschland meist nur aus Zeitschriften kennen, wirklich hautnah vor sich. Egal wo du hingehst, auf eine Veranstaltung, auf ein Konzert, auf eine Filmpremiere, du siehst um dich herum fast nur schlanke Leute. Du siehst natürlich auch das andere Problem, das der entstellten Gesichtsoperationen kombiniert mit diesen unnatürlichen Bowling-Kugeln, die heute als Busen gemacht werden. Der Druck, jung und schlank zu sein, ist natürlich nicht unerheblich. Er ist aber auch nicht unerheblich in Deutschland.

Ist in Amerika Schlanksein auch ein Abgrenzungsmerkmal zur Unterschicht?

Das entwickelt sich im Moment dahin, weil eben die Upperclass sich die Personal Trainer, die teureren organischen Lebensmittel leisten kann. Außerdem gibt es natürlich den Klassendruck: Erfolgreiche Menschen

müssen dynamisch sein. Leider werden damit die Ruhe-
pausen völlig unterbewertet, das nur am Rande.

Es gibt für mich einen ganz wichtigen, entscheidenden
Unterschied: Wie wohl fühle ich mich in meiner Haut?
Ob du 60 oder 120 Kilo wiegst, ist relativ egal, solange
man sich wohl fühlt. Es gibt füllige Menschen, die aktiv
sind. Dick sein ist nicht gleich faul.

Selbst wenn ich mich wohl fühle, wenn es gesellschaftlich nicht toleriert wird – was dann?

Es ist gesellschaftlich nur bei einer größeren Fettleibigkeit – einer Krankheit – nicht toleriert. Wenn man im
Flieger zwei Sitze braucht, einen extra angefertigten
Krankenwagen benötigt oder sich ohne fremde Hilfe
nicht mehr anziehen kann. Das sind aber kranke Menschen, die Unterstützung brauchen, psychologische
Unterstützung, um aus diesem Drama von essen, essen,
essen und rumliegen rauszukommen. Und es ist auch oft
die Erziehung.

Wen muss man zur Verantwortung ziehen?

Ich fürchte, uns selbst. Wir haben das einfach zu lange
mit angesehen. Doch jetzt wachen wir auf. Jetzt sehen
wir, was da mit uns, mit unseren Töchtern passiert. Unsere Teenager werden mehr denn je von den schicken
Hochglanzbildern in den Magazinen beeinflusst. Wenn
wir es nicht mehr wollen, wird es sich ändern. Unsere Kaufkraft hat einen erheblichen Einfluss. Ich finde,
die Designer müssen ebenfalls in die Verantwortung
genommen werden, wenn sie Größe 0 unterstützen. Erstaunlich, wie selten das passiert. Wenn du siehst, dass
ein Ralph Lauren seine Modelle mit Photoshop optisch
verkleinert, dass die Hüfte schmaler als der Kopf ist,

dann ist das eine Katastrophe. Viele Modeschöpfer, die Frauenkleider entwerfen, sind homosexuell. Und das ist völlig in Ordnung, solange das Schönheitsideal vom schlanken Knaben nicht auf die sehr viel weiblicheren Formen einer Frau angewendet wird.

Ich kaufe bestimmte Designer nicht, die einen bestimmten Schönheitswahn vertreten. Ich habe bisher noch gelegentlich Ralph Lauren gekauft, den muss ich jetzt auch loslassen. Schade, mir gefallen seine Sachen, aber das will ich nicht weiter unterstützen. Ich schreibe auch manchmal Leserbriefe. Wir müssen unsere Meinung sagen, sonst werden wir nicht gehört. Das machst du ja auch mit deinem Buch! Rachel Zoe, die Stylistin der Stars in Amerika – selbst irrsinnig dünn – hat Size Zero mit erfunden, eine komplette Lächerlichkeit. Die Designer schicken ihre Kollektionen in Size Zero oder 34 an die Redaktionen, und die müssen dann Modelle nehmen, die da reinpassen. Da muss man ansetzen. Wollen wir das weiter unterstützen?

Du warst umgeben von schlanken, schönen Menschen, macht das Druck?

Ich hatte Glück, da ich durch meine Schwangerschaft normal aß. Schönsein kostet ja auch nicht nur Geld, sondern auch sehr viel Zeit. Will man das wirklich? Da wird der Körper nicht selten zum obsessiven Projekt. Ich habe übrigens nichts gegen Schönheitsoperationen. Ich habe mir selbst den Busen verkleinern lassen und mir unsere Familien-Schlupflider entfernen lassen. Jeder muss das für sich selbst entscheiden. Ich bin nur besorgt um die Auswüchse, die Unnatürlichkeit, die durch zu viel entsteht.

Ich sitze manchmal neben Frauen im Fernsehen, von denen ich weiß, die sind locker 15 Jahre älter als ich, aber glatter!

Deshalb habe ich jetzt einen Pony! (lacht) Ich bin auch Bildhauerin, also ich sehe dieses Unnormale in den Gesichtern, was mich sehr abschreckt. Wir Frauen setzen uns selber einem Druck aus, dass wir noch knackig ausschauen wollen wie unsere Töchter oder wie Dreißigjährige. Versteh mich nicht falsch, ich will gut aussehen. Ich glaube, das haben wir alle gemeinsam, wenn wir Interesse an Sex haben und an Männern, dass wir gut aussehen wollen. Aber ich will nicht aussehen wie 20, und ich will nicht in Konkurrenz mit meiner Tochter stehen. Ich habe einen Vorteil. Ich war ein hässlicher Teenager. Ich hatte eine dicke Brille mit zehn Dioptrien, schwarz gefärbte Haare, keinen Geschmack, kein Geld und war übergewichtig. Mir schaute nur jemand nach, wenn ich eine Laufmasche im Strumpf hatte. Wenn du die männliche Aufmerksamkeit in dieser prägenden Zeit der Pubertät nicht hattest, dann bist du es nicht gewohnt, dass dir Männer nachschauen, und vermisst es auch nicht, wenn es aufhört, denn es ist dir nie aufgefallen! Ich saß mal neben einer wunderschönen Frau, sie war so zwischen 60 und 70 Jahre alt. Nach einer Weile entschuldigte ich mich bei ihr, denn ich starrte sie an, weil sie so schön war. Sie antwortete mir mit dem traurigsten Gesicht: »Das war ich, bis ich 40 war.« Ich war perplex und hakte nach: »Erlauben Sie mir zu fragen, was denn passiert ist, als Sie 40 waren?« Und da sagte sie mit dieser Grabesstimme: »Ab dann haben die Männer sich nicht mehr umgedreht, wenn ich einen Raum betrat.« Wie traurig, nicht wahr?

Wir vergleichen uns. Menschen vergleichen sich einfach, ich habe probiert, es mir spirituell abzugewöhnen, aber es geht nicht (lacht), es ist einfach drin, dieses Vergleichen. Man darf sich nur nicht mit Dreißigjährigen vergleichen. Man muss in seiner Altersgruppe bleiben, dann ist es auch nicht immer doll, aber nicht ganz so ungesund, wie wenn man sich mit Dreißig- oder Zwanzigjährigen vergleicht. Ich bin so alt wie Michelle Pfeiffer und Sharon Stone. Wie furchtbar (lacht). Ich finde Klassentreffen faszinierend. Ich habe bisher noch nie jemanden getroffen, der aus einem Klassentreffen kommt und sagt: »Mein Gott, ich schaue aber alt aus, alle waren jünger.« Jeder kommt und sagt: »Ich sehe eigentlich noch ganz gut aus.«

Fehlt uns Frauen der Hang zur Zufriedenheit?

Wahrscheinlich. Ich las von einer Untersuchung, in der 100 Frauen und 100 Männer gebeten worden sind, sich selbst nach ihrer eigenen Attraktivität einzuordnen. Danach wurden sie von Betrachtern eingeordnet. Die Frauen haben sich als weniger attraktiv empfunden, als sie von anderen gesehen wurden, und die Männer besser, also attraktiver, als sie von anderen beurteilt wurden.
Ich bin gegen drei Millionen Pixel, 300 000 langen völlig. Oder dieses High Definition Fernsehen. Ich will nicht scharf gesehen werden! Der liebe Gott hatte einen Grund, warum unsere Augen im Alter schwächer werden (lacht). Diane Keaton hat das mal schön ausgedrückt: Sie wurde gefragt, ob sie es sich vorstellen könnte, sich in einen jüngeren Mann zu verlieben, und sie antwortete so ähnlich wie: »Lieber nicht, wer will denn neben einem so harten Körper liegen, es ist doch so viel schöner, wenn es weicher ist.«

Haben sich denn die Restaurants auf die gesunde und schlanke Linie eingestellt? Eier ohne Eigelb und so?

Das gibt es alles, aber umgekehrt eben auch: Eier Benedikt, wo dir die Soße drübergegossen wird in einer Menge, wo jeder normale Mitteleuropäer drin versinken würde. Die Portionen sind riesig. Da gibt es die gesunde schmalere Portion, die du in modernen Restaurants bekommst, und dann hast du das dicke Essen in XXL-Portionen, das du in den anderen Restaurants bekommst. Sehr extrem. Wenn ich zum Beispiel ein Thunfisch-Sandwich bestelle, dann bitte ich immer um ein Drittel des Thunfischs, weil ich mich sonst mit einer sechs Zentimeter hohen Schicht Thunfisch konfrontiert sehe. Du bekommst den Mund gar nicht so weit auf.

Das Verrückte: Schlank bzw. dünn sein ist gut, aber man soll bloß nicht bemerken, welche Mühen dahinterstecken?

Es gibt Ausnahmen. Jennifer Aniston hat wohl gerade gestanden, wie wenig Kalorien sie am Tag isst. Es gibt aber auch Frauen, die essen wie Scheunendrescher – ich habe zwei in meinem Bekanntenkreis –, die haben einfach einen Stoffwechsel, das geht da rein und kommt, weiß der Herrgott wo, wieder raus. Das gibt's. Ich bin nicht so. Ich hätte es gerne. Das ist bei den Schönheitsmitteln ähnlich. Man soll es nicht sehen, aber dummerweise sieht man es in vielen Fällen doch. Ich bin eine der wenigen in meinem Bekanntenkreis, die kein Botox nimmt. Ich warne meine Freundinnen und sage dann, wenn es zu viel wird. Oftmals heißt es: »Aber das sieht doch keiner«, und ich sage: »Doch, ich sehe es, und wenn ich es sehe, sehen es die anderen auch.« Ab einem gewissen Alter kannst du nicht mehr schlank sein *und* ein volles Gesicht haben. Du kannst keine Pausbäckchen haben *und* 58 Kilo wiegen. Entweder bist du unten schlank, dann bist du es auch oben. Jeder sieht, selbst wenn er nicht Bildhauer ist, dass da etwas nicht stimmt.

Sind wir in Deutschland schon so weit wie in Kalifornien?

Es gibt noch ein bisschen weniger Busen und weniger Lippen. Diese Lippen verstören mich. Ich kann da nicht mehr wegschauen. Natürlich weiß ich, dass die Frau genauso klug und warmherzig sein kann, ob sie nun diese Lippen hat oder nicht. Aber es tut mir in der Seele weh, dass sie sich so entstellen. Selbst Kinderpuppen haben jetzt Schlauchboot-Lippen! Das mag auch kein Mann. Das sind die Schönheitsideale der Pornoindustrie. Dicke Busen, dicke Lippen. Da müssen wir Frauen uns auch schützen und uns gegenseitig sagen: Halt. Moment. Stopp. Und wir sollten das auch unseren Freundinnen sagen. Wir müssen uns gegenseitig aufhalten, wenn wir etwas tun, was seltsam aussieht.

Wieso sind wir Frauen so konkurrent miteinander?

Weibliche Konkurrenz entwickelte sich aus den früheren Lebensformen: Wir Frauen brauchten einen Mann zum Überleben. Wir durften kein eigenes Geld haben, nicht wählen, nicht arbeiten, nicht selbständig sein. Wenn du keinen Mann hattest, warst du auf irgendeine Tante oder Schwester angewiesen, die dich aufgenommen hat. Du brauchtest einen Mann und warst deshalb in Konkurrenz zu anderen, um den »besten« Mann zu bekommen. Den, der versorgen kann. Den, der beschützt. Obwohl das heute nicht mehr so ist, gibt es doch unsere weibliche kollektive Vergangenheit, und die kommt gelegentlich hoch. Das passiert dann den Frauen, die sich immer noch in Konkurrenz zu anderen Frauen sehen.

226

Es werden aber immer weniger. Und da müssen wir uns auch selbst loben: Wir haben es geschafft, aus diesem extremen Konkurrenzdenken rauszukommen.

Du bist ja Engelexpertin, sind die eigentlich schlank?

Die haben keinen grobstofflichen Körper, da sie sich ja nur von Luft und Liebe ernähren (lacht).

Lea Linster

Die Spitzenköchin hat ein eigenes Restaurant in Frisange/ Luxemburg. Als bisher einzige Frau gewann sie den Bocuse d'Or, die höchste Auszeichnung der Köche. Sie wird seit mehr als 20 Jahren mit einem Michelin-Stern für die erstklassige Qualität ihrer Küche ausgezeichnet, der Gault-Millau bewertet sie mit 18 von 20 Punkten. In Deutschland ist sie aber nicht nur durch die vielen Lorbeeren bekannt. Ihre Brigitte-Bücher »Einfach und genial«, »Rundum genial«, »Kochen mit Liebe« und »Einfach phantastisch« sind hierzulande allesamt Kochbuch-Bestseller. Sie schreibt regelmäßig Kolumnen in »Brigitte« und tritt im Fernsehen etwa bei »Lanz kocht« und der »Küchenschlacht« auf.

Mein Sohn sagt, eine richtig gute Köchin sollte auch etwas rund sein. Gehört es zu deiner Arbeitsplatzbeschreibung?

Ich glaube schon, dass ich tatsächlich etwas üppiger bin wegen meines Berufs, allein der Stress, und dann muss ich alle Köstlichkeiten kosten – und manche gefallen mir eben so gut, dass ich das gleich zweimal tue. Aber es ist nie so tragisch für mich gewesen, denn dadurch habe ich einen enormen Schatz an Geschmacks- und Berufserfahrung, was für mich als Köchin und Gastgeberin natürlich sehr wertvoll ist.

Ob dick oder dünn, ist für mich nicht so sehr die Frage. Großzügigkeit und Liebenswürdigkeit ist da schon eher angesagt.

Ich esse sehr gerne gute Sachen und brauche das für mein Wohlbefinden und mein emotionales Gleichgewicht, nur so kann ich auf Dauer gesund und erfolgreich bleiben.

Aber gerade der Satz: »Sie essen wohl gerne!«, ist ja mittlerweile kein Kompliment mehr, sondern oft eher eine Anspielung auf die Figur. Ärgern dich solche Sätze?

Nein, gar nicht. Und wenn einen das ärgert, ist man selbst dran schuld. Heute darf halt jeder sagen, was er so denkt, und deswegen sagen eben auch manche mal was Blödes, sie haben einfach noch keine Übung. Ich nehme alles, was man mir sagt, als ein Kompliment und weiß es zu schätzen. Ich drehe mir die Sachen, bis sie mir gefallen. Warum muss man immer gleich das Schlechte raushören? Ein Gast sagte mir mal: »Gib mir heute keinen Kuss, ich bin krank!« Da habe ich entgegnet: »Da küsse ich dich gerade, ich möchte dich mit meiner Gesundheit anstecken!« Warum soll immer das Negative siegen? Wenn mir jemand sagt: »Sie essen wohl gerne!«, stimmt das ja.

Manchmal wird es einem aber nicht gerade leichtgemacht, das Positive herauszuhören.

228

Ach, damit habe ich meistens kein Problem, und das gelingt mir eigentlich fast immer. Kürzlich hatte ich eine sehr liebe ältere Dame im Restaurant. Sie sagte mir bewundernd: »Ihr Essen war wunderbar, Madame«, und fügte dann wohlwollend hinzu: »Aber nehmen Sie doch mal ein bisschen ab!« Und ich antwortete ihr ganz lieb, obwohl ich innerlich leicht erschrocken war: »Aber Madame, ich bin doch gerne eine so schöne dicke Frau!« Daraufhin meinte die ältere Dame noch wohlwollender: »Dann ziehen Sie sich doch wenigstens etwas vorteilhafter an!« Da habe ich gesagt: »Aber Madame, dann kann man doch gar nicht mehr sehen, was ich für eine schöne dicke Frau bin!«

Du bist nicht gekränkt?

Nein, gar nicht. Ich bin aber dankbar und glücklich, dass die Natur mich mit einer gesunden Portion Humor ausgestattet hat. Dass sich Leute ungefragt äußern, damit habe ich kein Problem, die Leute sind nun mal lockerer als früher. Aber ich sage dir: Solltest du Spaß haben an solchen Bemerkungen zu deiner Figur, brauchst du ja nur zum Arzt zu gehen, der sagt dir ohnehin sofort, dass du zu dick bist.

Das klingt beneidenswert entspannt ...

Weißt du, mit dem Dick und Dünn ist das so eine Sache. Ich bin über 50. Soll ich jetzt anfangen, mich über meinen Körper zu beklagen? Er hat mich kraftvoll und ohne ein einziges Intermezzo durch mein anstrengendes Leben begleitet. Was würde der wohl sagen, wenn ich jetzt unzufrieden mit ihm wäre: »Ich habe so gut zu dir gehalten, und jetzt fällst du mir in den Rücken? Dass du manchmal schwer Verdauliches isst, ist eine Sache, aber dass du mir jetzt in den Rücken fällst – das geht zu weit!« Und ich würde ihn da vollkommen verstehen. Ich bin ihm sehr, sehr dankbar. Er ist mein zuverlässigster Partner und verdient somit meine ganze Zuneigung und Liebe, so wie er da ist.

Machst du ab und an Diäten?

Oh (lacht), natürlich, am liebsten alle gleichzeitig. Aber Diät heißt doch: sich bewusst an einen Plan halten? Das mache ich ab und zu.

Machst du bestimmte Diäten, Eier-Ananas oder Trennkost oder Glyx?

Ja, das ist meine Lieblingsdiät, die »Glücks-Diät«.

Eine Diät funktioniert meiner Ansicht nach nur genau so lange, wie man dran glaubt. Deshalb ist es eigentlich egal, welche man macht, solange sie nicht gesundheitsschädigend ist. Es ist ja oft so, wenn man mit irgendeiner Diät abnimmt und sieht, es funktioniert, dann ist man schon direkt ganz beruhigt und kann mal wieder was Gutes essen.

Diät mache ich eigentlich nur, wenn meine Freundin und Ärztin Anna Luise Rinneberg aus Tünsdorf mich zur Ordnung ruft, denn sie hat die absolute Kontrolle über meine Gesundheit und über mein Speckchen. Gesundheit über alles, das ist die Parole.

Du bist zufrieden mit deinen Rundungen?

Na klar, sonst könnte ich doch nicht so fröhlich sein. Für mich ist wichtig, dass mir morgens mein Lachen im

Spiegel gefällt, dann weiß ich, dass ich gut drauf bin und einen wunderbaren Tag vor mir habe. Sobald ich aber beim Treppensteigen zu akuter Kurzatmigkeit neige, weiß ich, dass ich langsam machen muss. Nicht mit dem Treppensteigen, sondern mit den Verköstigungen von Delikatessen. Mein Bauchgefühl funktioniert 1 A, und das ist mir wichtig. Eben, ich kann sehr gut auf meinen Körper hören, das ist eines meiner Geheimnisse.

Sagt Körperfülle etwas über Genussfähigkeit aus?

Nein, nicht unbedingt. Es gibt ja Leute, die können essen und trinken, was sie wollen, und werden nicht dick, die haben Glück und machen uns ganz eifersüchtig.

Kannst du deinen Gästen ansehen, ob sie Genuss und Spaß beim Essen haben?

Ja, denn das haben alle bei mir. Zu mir kommen die Leute, weil ich in meinem Restaurant dafür sorge, dass man sich wohl fühlt und genießen kann. Es gibt keine strengen Ansagen, wie das manchmal in Sternerestaurants so ist, sondern man lässt sich verwöhnen und genießt das Leben, und jeder kann den Genuss für sich entdecken. Im Deutschen gibt es einen wunderbarer Ausdruck, den ich sehr schätze: *Geschmackserlebnis.* Übrigens heißt der Gaumen auf französisch »le palais« und das heißt auf deutsch wiederum »*Palast*«, also »*Gaumenpalast*«. Was will man mehr als Genießer oder Genießerin?

Mit dem Genuss tun sich viele Frauen aber schwer. Wenn sie einen Schokoladenkuchen sehen, denken sie selten: »O lecker!«, sondern daran, wie viele Kalorien er hat!

Die so denken, können nur Kalorien zählen. Und davon allein wird man auch nicht reicher und schöner. Und die können ja auch höchstens bis 2000 zählen, denn da hört es ja dann auf mit den Kalorien.

Immer mehr Kochshows, immer mehr Kochbücher, doch angeblich kochen die Menschen immer weniger – stimmt das?

Das sehe ich persönlich nicht so. Ich bekomme stets viel Feedback von ganz lieben Leuten, die meine Rezepte nachkochen aus den Brigitte-Büchern und es wissen, meine Tipps aus den Kochshows einzusetzen.

Für runde Frauen gibt es – mal abgesehen von dir – kaum Vorbilder in den Medien. Stört dich das?

Nein eigentlich nicht, ich bin ja gerne einzigartig, und so ist mein Wiedererkennungswert ja perfekt.

Sind Dicke sexier?

Das glaube ich nicht unbedingt. Genauso wie ich nicht denke, dass Dünne sexier sind. Sexy hat etwas mit Persönlichkeit und Ausstrahlung zu tun.

Ich habe aber echte Bewunderung für Frauen, die es wissen, sich zu kleiden und zu pflegen, so dass sie uns gefallen und Appetit machen, und das unabhängig von Gewicht und Alter. Lebenslust und Lebensstil finde ich anregend.

Apropos, es würde mich sehr freuen, wenn die Designer das endlich nicht mehr ignorieren würden und sich Mühe geben würden, uns schick aussehen zu lassen.

Wir wären glücklich, und sie selber würden krisenfest werden.

Was sagt dein Liebster?

Der Mann meines Lebens liebt alles an mir. Wenn ich sage: »Meine Beine sind zu dick«, dann sagt er: »Das magst du für dich entscheiden, aber denke daran, sie zu lieben.« Er hat mir beigebracht, dass Gesundheit über alles geht und sehr sexy ist. Wer zu mir sagt: »Aber Lea, du hast so ein schönes Gesicht …«, dann kann ich nur schmunzeln und sage: »Was heißt hier ›Aber‹?«.

Avec Amour

Dr. Eva Milbradt-Zeuzem
Diplom-Psychologin und Psychotherapeutin

Sind Essen und die Idealfigur auch in Ihrer Praxis ein großes Thema bei Frauen?

Ja. Im Grunde bei allen.

Auch wenn sie eigentlich dünn sind?

Man muss unterscheiden. Manche Frauen haben tatsächlich eine Gewichtszunahme, verursacht durch Medikamente, und das ist schon ein Problem. Dann behandeln wir in unserer Praxis auch Frauen mit Essstörungen. Das ist vor allem ein weibliches Krankheitsbild. Unter den Betroffenen sind 95 Prozent Frauen.

Welche Essstörungen gibt es?

Früher hat man das aufgeteilt in drei Störungsgruppen, die sogenannte Magersucht, also Anorexie, die Fress-Brechsucht, die Bulimie, und Adipositas, also Fettsucht. Mittlerweile ist es aber so, dass die Adipositas nicht mehr zu den psychischen Störungen gehört. Die wurde aus dem Katalog der Essstörungen herausgenommen. Sie gilt nicht mehr als psychische Erkrankung.

Ist es nicht so, dass auch bei Adipositas das Essen emotionale Qualitäten ersetzt?

Man nimmt natürlich an, dass dabei auch psychische Faktoren eine Rolle spielen. Aber sie stehen nicht im Vordergrund. Natürlich findet de facto eine Überernährung statt, und sicher steht das Essen vielleicht auch in vielen Dingen für etwas. Es kann Kompensation oder Frustbewältigung sein. Aber nach den neuen Diagnosekriterien wird Adipositas nicht mehr zu den psychischen Krankheiten gezählt. Man geht davon aus, dass hier ungünstige Essgewohnheiten im Vordergrund stehen oder die Ursachen etwa darin liegen, dass die Betroffenen finanziell kaum Möglichkeiten haben, sich ausgewogen zu ernähren. Es kann auch ein Zeichen von Bildungsmangel sein, dass man einfach nicht weiß, wie man sich gesund ernähren kann. Es gibt natürlich viele Gründe, die da eine Rolle spielen. Aber wie gesagt: die psychischen Faktoren werden dabei nicht als vorrangig angesehen.

Sind Bulimie und Anorexie verdeckte Erkrankungen? Einfach, weil sie im Unterschied etwa zu starkem Übergewicht zunächst gar nicht auffallen?

Ja, das ist schon ein Problem. Mit Anorexie wird man ja erst auffällig, wenn man wirklich stark abgemagert ist. In unsere Praxis kommen die Betroffenen meist dann, wenn sie schon in einer Klinik waren, um aufgepäppelt zu werden. Die Krankheit hat dann schon lange vorher begonnen. Bei der Bulimie ist die – wenn man so will – Grauzone noch viel größer. Es ist viel schwerer, da die Betroffenen oft gar nicht auffällig werden. Man sieht es ihnen oft nicht an. Die Tarnung ist einfach besser, und es ist sehr schwer, eine Trennlinie zu ziehen zwischen einer echten Störung und dem, was man gerade noch – sagen wir mal – als normal bezeichnen könnte.

Was ist schwerer zu therapieren?

Das kann man so nicht sagen. Anorexie ist schon eine sehr schwere Erkrankung, mit der eine völlig verschobene Selbstwahrnehmung einhergeht. Anorektikerinnen sind sehr dünn und empfinden sich trotzdem als übergewichtig. Sie messen dem Gewicht, der Beschäftigung mit Essen, einen ungeheuren Stellenwert bei. Viele von ihnen haben überhaupt keine Zeit mehr, Freundschaften zu pflegen, sich für andere Dinge zu interessieren, weil sie permanent mit der Nahrungsaufnahme bzw. der Nicht-Nahrungsaufnahme befasst sind, und auch gedanklich kreist das nur um diese schwarze Liste: Welche Nahrungsmittel darf ich essen, welche nicht, wie sanktioniere ich mich, wenn ich etwas von der anderen Seite gegessen habe? Das nimmt einen solchen Raum in deren Leben ein, dass damit natürlich zwar auf der einen Seite Erfolg verbunden ist, weil sie eine Gewichtsreduktion erreichen oder ein niedriges Gewicht halten. Gleichzeitig merken sie, dass trotzdem keine Zufriedenheit entsteht.

Dazu fehlt es oft an Krankheitseinsicht. Bei der Bulimie liegt das Problem in der Unauffälligkeit. Da kommt es darauf an, wie häufig jemand erbricht, wie oft er Abführmittel nimmt. Und auch darauf, wie stark die kör-

235

perlichen Beschwerden sind. Da gibt es eine ganze Palette: angegriffene Zähne durch das ständige Erbrechen schwellen die Speicheldrüsen an, der Elektrolyt- und Mineralhausaushalt gerät durcheinander und andere Begleiterscheinungen.

Gibt es Gemeinsamkeiten bei diesen Erkrankungen?

Man kann sagen: Es findet eine Überbeschäftigung mit dem Essen statt, beziehungsweise mit dem Nicht-Essen. Und es liegt ein stark gestörtes Selbstbild vor. Alles wird von dem Gewicht und dem Aussehen abhängig gemacht. In der Therapie geht es dann darum, andere Wege der Selbstwahrnehmung aufzuzeigen, andere Möglichkeiten der Selbstwertfindung – etwa dadurch, die Wahrnehmung dafür zu schaffen, dass man von anderen Menschen für das gemocht wird, was man ist, und nicht dafür, in welche Kleidergröße man passt.

Anorexie galt ja früher als Störung, die vor allem bei Jüngeren auftrat. Heute aber erkranken auch immer mehr ältere Frauen daran. Woran liegt das?

Natürlich ist Anorexie immer noch vor allem bei den Zwanzig- bis Dreißigjährigen stark ausgeprägt. Aber es lässt sich feststellen, dass die Magersucht, aber auch die Bulimie bei Frauen so ab Mitte 40 auf dem Vormarsch ist. Ich denke, man findet Erklärungen dafür auf speziellen – eher hochkarätigen – Festlichkeiten und Events. Dort findet man mittlerweile kaum noch eine Frau, die nicht mindestens in Kleidergröße 38 passt. Es gehört dort zum guten Ton, sehr, sehr schlank zu sein, eine mädchenhafte Figur zu haben.

236

Gruppendruck oder Jugendwahn?

Vielleicht von beidem etwas. Man kann jedenfalls beobachten, wie wohlwollend es aufgenommen wird, wenn mal wieder jemand abgenommen hat. Und wie wichtig es ist, dass Fünfzigjährige gesagt bekommen: »Was siehst du so mädchenhaft aus!« Das ist auch eine Art Auseinandersetzung mit dem Älterwerden. Zwar ist man mit 50 eben definitiv kein Mädchen mehr, aber man kann sich figürlich dorthin hungern. Ganz unabhängig davon, wie und ob dann das Gesicht dazu passt.

50 ist ja definitiv 50 und nicht 17. Entsteht daraus dieses Gefühl, dass es nie genug ist? Oder besser: Nie wenig genug ist?

Viele ziehen natürlich diesen falschen Schluss, wenn sie noch dünner werden und noch mehr in ihr Aussehen investieren, werden sie ihr Traumziel irgendwann erreichen. Nicht das Ziel wird korrigiert, sondern die Maßnahmen einfach verstärkt. Das bezieht sich ja nicht nur auf die Figur. Es ist schon beachtlich, was manche Frauen betreiben, um jung zu bleiben – was ja mit »schön« gleichgesetzt wird. Von chirurgischen Eingriffen angefangen über kosmetische Behandlungen, Nagelstudio- und Friseurbesuchen – um nur ein paar Beispiele zu nennen. Es wird unglaublich viel investiert. Nicht nur an Geld. Immer in der Hoffnung, diesem Bild zu entsprechen, um festzustellen, dass es das dann doch nicht ist. Und noch weiter zu gehen ...

Das kann sich ja längst nicht jeder leisten. Ist das Dünnsein auch Abgrenzungsmerkmal zur Unterschicht?

Das ist so. Ich denke, das wird offensichtlich, wenn man in bestimmte Stadtteile von Frankfurt geht. In manchen findet man normal- bis übergewichtige Frauen, in anderen fällt man mit einem normalen Gewicht total auf und wirkt gleich viel kräftiger, als man eigentlich ist.

Ist Dünnsein dort für Frauen so etwas wie ein Leistungsnachweis? Der einzige vielleicht?

Ich weiß nicht, ob man das so grundsätzlich sagen kann. Aber ich hatte kürzlich ein sehr eindrucksvolles Erlebnis bei einem Opernbesuch. Auf der Bühne stand eine wirklich tolle Sängerin mit entsprechendem Volumen. Als ich in der Pause war, saßen zur Rechten von mir zwei sehr dünne, ziemlich verhärmte Sechzigjährige, die sich überhaupt nicht darüber unterhielten, wie die Inszenierung war oder wie wunderschön die Stimme. Sie sagten: »Na also, die Sängerin ist aber auch ganz schön dick.«

Sind es die Frauen, die sich gegenseitig den Druck machen, und gar nicht die Männer?

Vielleicht beides. Man kann ja auch darüber spekulieren, ob dieser Druck nicht auch generell mit einem veränderten Treueverhalten von Männern zu tun hat. Was man feststellen kann, ist ja, dass es heute beinahe als alltäglich gilt, wenn sich Männer von ihren Ehefrauen trennen und sich einer neuen zuwenden, die nicht nur ein bisschen, sondern gern auch mal 20 Jahre jünger ist. Das ist heute gesellschaftlich völlig akzeptiert. Man muss sagen, wir haben uns daran gewöhnt, dass Männer ab einem bestimmten Alter Frauen heiraten, die ihre Töchter sein könnten. Und nicht nur das. Mittlerweile sind manche sogar dazu übergegangen, ihre Enkelinnen zu ehelichen. Das findet man normal, und vielleicht ist

238

es dann auch irgendwie normal, dass viele Frauen das Bedürfnis haben, attraktiv zu sein, damit er eben nicht die Jüngere mit der mädchenhaften Figur nimmt. Frauen haben oft das Gefühl, es ist im Wettbewerb notwendig.

Und oft vergeblich. Weil man eben tatsächlich nicht mehr 20 ist. Wäre es nicht schlauer, diesen Wettbewerb gar nicht erst anzutreten?

Das ist keine Frage des Intellekts, sondern des Selbstwertes. Wenn jemand das Gefühl hat, neben all seinem Intellekt und seinen Fähigkeiten primär am Aussehen gemessen zu werden, und oft ja auch selbst andere danach bemisst, sieht man keine Alternative. Man muss sich auf diesen Wettbewerb einlassen. Und wenn man einfach nicht das Gefühl hat, dass man gemocht wird, weil man nett ist, ein guter Gastgeber ist, weil man ein loyaler Freund ist, weil man witzig ist, wenn das alles nicht die Kriterien sind, nach denen wir Menschen oder Freunde beurteilen, sondern danach, wie sie aussehen, wie stylish sie sind, wie dünn sie sind, dann muss man diesen Kriterien eben genügen.

Selbst eine Kanzlerin muss sich ja Bemerkungen zu Figur und Aussehen anhören …

Meine Meinung: Gerade weil Angela Merkel nicht den äußeren Ansprüchen eines Models entspricht, ist das für mich ein Anzeichen von Seriosität. Es würde mich höchst skeptisch machen, wenn so ein abgemagertes Modepüppchen, immer super präsent auf allen Fotos, so eine Aufgabe übernommen hätte. Ich würde denken, dass sie neben ihrer Optik zu wenig Kapazitäten übrig hätte, um dieses Amt auszufüllen. Dass sie abgelenkt wäre von Unwesentlichem.

Ist Dünnsein das große Versprechen? Macht Dünnsein glücklich?

Das ist die irrige Annahme. Das, was angestrebt wird, wird aber nicht erreicht. Und da man es nie erreicht, ist das natürlich ein Verstärker, immer weiterzumachen. Selbst wenn eine Frau irgendwann ihr Traumgewicht erreicht, hat sie panische Angst davor, wieder zuzunehmen. Selbst wenn es ihnen mit großer Mühe gelingt, die Kilos nach unten zu bringen, ist immerzu der Gedanke da: Reicht das? Was passiert, wenn ich doch wieder zunehme, wieder dick werde?

All das führt zu ständiger Kontrolle des eigenen Gewichts, und davon abhängig ist das komplette Wohl und Weh, die Stimmung eines Tages. Darüber entscheidet allein die Waage. Sie sagt mir, wie konsequent oder auch wie schwach war ich. Essgestörte Patienten verlieren alle anderen Verstärker. Jeder, der ihnen spiegeln könnte, dass das, was bei ihnen den größten Raum einnimmt, relativ unwesentlich ist, fällt weg. Sie sind häufig sehr zurückgezogen und haben damit eine hohe Wahrscheinlichkeit, auch noch eine depressive Erkrankung zu bekommen. Weil es eben nicht glücklich macht an sich. Das lässt sich feststellen. Sich zu dick zu fühlen kann unglücklich machen, aber dünn zu sein alleine macht nicht glücklich.

Ich finde, diese sehr dünnen Körper haben oft auch etwas Asexuelles, man hungert sich ja quasi optisch in die Vorpubertät.

Die Sexualität nimmt tatsächlich stark ab, wenn man so dünn wird. Es geht ja oft gar nicht darum, für den Partner attraktiver zu werden oder um die sexuelle Aktivität zu steigern. Dieses sehr Abgemagerte geht viel mehr mit einem Rückzug, mit depressiven Symptomen und damit mit einem Libido-Verlust einher. Es sind eher die Kräftigeren, die sexuell aktiver sind.

Ist Gewicht für Männer nicht so ein Thema?

Ich glaube, dass Männer durchaus die Vorstellung haben, dass sie keine dicken Frauen wollen, und auch Männer achten darauf. Sie stellen auch fest: Ich wiege zurzeit zu viel. Ich muss irgendwann was tun. Ja, gut. Das wird dann auch vielleicht angegangen. Aber es übt eben nicht diesen Leidensdruck aus. Es muss nicht zwingend sofort sein. Ich denke schon, dass Männer insgesamt die wesentlich gesündere Einstellung zu ihrem Körper haben.

Wie ist es in Beziehungen – ist es nicht auch für Männer stressig, mit einer Partnerin zusammen zu sein, die so auf das Kalorienzählen fixiert ist?

Bei den meisten dünnen Frauen, die ich kenne, ist es mitnichten so, dass die Männer unbedingt ihre Frauen so dünn wollen. Ganz im Gegenteil. Sie finden es oft sehr anstrengend, wenn ihre Frauen kaum mehr essen und kein Glas Wein mehr trinken, weil eben jede Kalorie abgezählt wird. Männer hätten da einfach eine andere Strategie. Sie würden eher sagen: Dann mach halt ein bisschen mehr Sport. Damit reguliert sich das schon, aber ansonsten ist doch alles gut.

Sind sehr dünne Frauen auch sehr disziplinierte Frauen?

Natürlich braucht man viel Disziplin, um eine Diät zu machen, und natürlich braucht es viel Disziplin, auf sein Essverhalten zu achten oder ständig auf der Diätbremse zu stehen. Aber ich glaube, das ist nicht das Vorrangige.

Ich glaube, das ständige Diäthalten hat etwas mit Kontrolle zu tun. Viele Frauen erleben ja häufig einen Kontrollverlust, sie sind oft nicht in der Lage, Konflikte offen anzusprechen, auszuagieren. Das Essen ist dann ihr Ventil, wenigstens etwas im Leben unter Kontrolle zu haben.

... und es sich dabei nicht ansehen zu lassen, wie viel Kraft das kostet. Ich habe oft den Eindruck, es ist geradezu ein Tabu, auch über die Anstrengungen zu sprechen, die das Dünnsein erfordert.

Wenn man sich anstrengen muss, bedeutet das ja gleichzeitig, dass man sagt: »Ich bin eigentlich anders. Wie ihr mich hier seht, ist quasi nur möglich, weil ich mich ganz stark zusammenreiße.« Bei jüngeren Paaren ist das aber oft anders. Da findet man mehr Frauen, die zugeben, dass sie sehr viel Sport machen und ihnen die Figur wichtig ist. Sie sind bereit, darüber zu sprechen, wie sehr sie sich schinden. Schwierig ist es manchmal auch, wenn eine Frau mit einem jüngeren Mann zusammen ist. Da gibt es ganz natürliche körperliche Unterschiede. Tut man dann so, als würde einem das alles – die schlanke Figur – einfach in den Schoß fallen, will man damit auch signalisieren: Ich bin nicht alt, ich muss mich nicht anstrengen, um mit einem jungem Mann mithalten zu können.

Ist es nicht auch für Töchter seltsam, wenn ihre Mütter sich sozusagen in ihre Gewichtsklasse darben?

Ja. Mütter treten heute häufig in Konkurrenz zu ihren Töchtern. Sie wollen nicht nur dünn, sondern am besten noch dünner als die eigene Tochter sein und auch die gleiche Kleidung tragen. Das ist natürlich etwas, was absolut schlecht als Modell für die nächste Generation ist. Es generiert ein Frauenbild, das der nächsten Generation suggeriert: Du musst dein ganzes Denken und Trachten darauf ausrichten, dünn und attraktiv zu sein. Nur das ist es, was im Leben zählt.

Regina Ziegler

Sie ist Deutschlands erfolgreichste Filmproduzentin. Die American Cinema Foundation nennt die Berlinerin sogar »eine der wichtigsten Filmproduzenten weltweit«. Eine Ausnahmeerscheinung. Auch optisch – schon wegen ihres Faibles für die Farbe Rot. Mehrfach ausgezeichnet – unter anderem mit dem Bundesverdienstkreuz, dem Deutschen Filmpreis, dem Grimme Preis, dem American Cinema Foundation Award –, wurde sie von der Hochschule für Film und Fernsehen »Konrad Wolf« zur Honorarprofessorin für das Fach Film- und Fernsehproduktion bestellt. 2006 ehrte sie das Museum of Modern Art in New York als erste Frau überhaupt mit einer Werkschau. Im November 2009 erhielt sie einen International Emmy für den ZDF Mehrteiler »Die Wölfe«.

Warum sieht man so wenig dicke Frauen im Fernsehen, obwohl doch die Nation angeblich immer dicker wird?

Das liegt sicher auch daran, dass es wenige dicke Schauspielerinnen gibt. Wir mussten bei Christine Neubauer für Ihr Buch Moppel-Ich eigens einen Fat-Suit anfertigen lassen.

Gibt es so wenig dicke Schauspielerinnen, weil es eifach wenige gibt, oder gibt es nur wenige, weil es einfach keine Rollen für sie gibt?

Ich würde da nicht von »dick« sprechen. Das ist ein Wort, das ich persönlich nicht benutze. Ich würde lieber in der Geschichte zurückgehen. Ich sage lieber: »barock«. Ein schönes Wort für füllig sein. »Dick« klingt abwertend. Dann: Es gäbe Rollen, wenn es mehr barocke Schauspielerinnen gäbe. Solche großen wie Marianne Sägebrecht.

Wollen Frauen vielleicht auch eher idealisierte Wesen sehen?

Ich glaube, Frauen wollen Geschichten sehen, mit denen sie sich identifizieren können. Gerade der Erfolg von Moppel-Ich mit über acht Millionen Zuschauern in Deutschland und in Österreich zeigt doch, dass Frauen sich da wiederfinden und dass gerade diese Ups and Downs, die Christine Neubauer in ihrer Rolle spielt, für Frauen interessant sind.

Kann man sich auch vorstellen, dass es Rollen für dicke Frauen gibt, in denen sie die Verführerinnen sind – das Objekt der Begierde und nicht bloß die beste Freundin, der dufte Kumpel?

Das ist ja im Leben so. Ich kenne Männer, die es sehr schätzen, wenn sie es mit einer Barock-Frau zu tun haben.

Welchen Stellenwert hat das Thema »Gewicht« unter Schauspielerinnen?

244

Ich rede mit Schauspielerinnen nicht über ihr Gewicht, sondern darüber, welche Rollen sie gern spielen würden, welche Rollen sie sich wünschen. Das Gewicht kann ein Thema sein, wenn wir in die Nähe zur Anorexie kommen.

In Filmen geht es oft darum, dass man sich als Frau erst mal verschlanken muss, um Erfolg zu haben. Ist das auch so im Leben?

Ich bin da nicht so kompetent, weil ich das nie tue. Für mich und mein Leben stellt sich die Situation ganz anders dar. Ich bin oft so lange unterwegs, dass ich nicht zum Essen komme. Und wenn, dann zu ungesunden Zeiten. Wenn man spät isst und trinkt, tut man zu viel für die Hüften.

Haben Sie überhaupt schon einmal Diäten gemacht?

Natürlich. Es gab Zeiten, da wusste ich über jede Diät Bescheid. Und ich habe ja vor 20 Jahren bestimmt auch 20 Kilo weniger gewogen. Es gibt Bilder von mir, da trage ich Größe 40 Jil-Sander-Kashmir-Anzüge. Danach habe ich mit dem Rauchen aufgehört. Und dann legt man zu. Man wird immer mächtiger – in jeder Beziehung.

Hören Sie Kommentare an zu ihrem Gewicht?

Mich hat noch nie jemand angesprochen. Vielleicht denken sich Leute was. Aber es würde mich nicht stören.

Darf man gewichtiger sein, wenn man mächtig ist?

Sicher hängt das zusammen. Aber man sollte sich auch dann nicht hängenlassen. Man muss sich kümmern. Ich habe eine wunderbare Möglichkeit, mich mit Issey-

Miyake-Gewändern zu umhüllen, und dann gibt es noch Susanne Wiebe – von der ich mich auch beschneidern lasse. Deshalb habe ich nie das Gefühl, falsch angezogen zu sein.

Aber man kann ja nicht einfach in einen Laden gehen – schon mit Größe 42 – und irgendwas anziehen. Ich kenne das aus Erfahrung. Stinkt Ihnen das nicht manchmal?

Ich gehe ja nicht zum Shoppen. Ich gehe nur in bestimmte Läden. Ich komme gar nicht erst in Versuchung, in Boutiquen zu gehen und nach meiner Größe zu fragen. Weil ich dafür gar keine Zeit habe und weil ich auch denke, ich brauche das nicht. Und bei Miyake ist ja der Vorteil, dass es sich um eine Dehn-Garderobe handelt. Da kann man auch mal eine Nummer größer oder eine kleiner haben. Außerdem ist das Gewicht ja auch Schwankungen unterworfen. Wenn ich in Ferien bin, nehme ich immer acht bis zehn Kilo ab, ohne was dafür zu tun. Das ergibt sich einfach. Ich bewege mich mehr, ich lebe gesund, schwimme, laufe. Das geht nicht, wenn ich meiner Arbeit nachgehe.

Es gibt keine Leistung, die vor allem von anderen Frauen so beklatscht wird wie eine Gewichtsabnahme. Das kommt ja beinahe noch vor dem Nobelpreis. Kennen Sie das auch?

Ich kenne diese Art Frauen nicht sehr gut. Ich habe ja auch so ein kleines Netzwerk, und da ist dick oder dünn sein nie ein Thema gewesen. Wir kümmern uns um andere Themen. Wie man junge Leute begleiten kann, wie man ihnen Tipps geben kann, wie man ihnen auch mal eine Volontariatsstelle beschaffen kann.

Es gibt ja eine öffentliche Zurschaustellung von Gewicht – wer hat zugenommen, wer hat abgenommen –, interessiert Sie so etwas?

Überhaupt nicht. Also ehrlich nicht, ich finde ganz wichtig, dass man für sich selbst das tut, was man für richtig hält. Und solange ich mit mir kein Problem bekomme, wenn ich in den Spiegel schaue, ist alles in Ordnung. Dann brauche ich keine Waagen. Ich weiß gar nicht, wann ich das letzte Mal auf der Waage war. Ich glaube, das ist schon etwas länger her. Wie viel haben Sie denn gerade drauf?

Ich würde sagen: Größe 44.

Aber das ist doch kein Thema …

Ehrlich gesagt nicht. Ich finde auch, im Gesicht ist das eher ganz günstig.

Aber ja – ist das nicht fabelhaft, wenn wir im Gesicht 20 Jahre jünger aussehen? Frauen, die sich so ewig abhungern, sind kein schöner Anblick.

Es gibt natürlich Frauen, die sind einfach sehr schlank. Aber dies künstliche Runterhungern bedeutet ja auch einen dauerhaften Verzicht und dauerhaftes Disziplinieren. Das muss man ja ohnehin ständig auch in anderen Bereichen. Ich frage mich mittlerweile, warum tut man sich das an?

Das finde ich auch, deshalb käme ich auch gar nicht auf die Idee, mir das anzutun. Es gibt auch Tage, da komme ich gar nicht zum Essen – da esse ich abends zum ersten Mal. Aber nicht, weil ich hungern will, sondern weil ich gar keinen Appetit habe oder weil ich so viel arbeite, dass ich das echt vergesse. Und für mich ist das Schönste, wenn ich den ganzen Tag gearbeitet habe – und ich komme oft erst Mitternacht nach Hause, weil die Besprechungen so lange gedauert haben –, den Tag mit einem Glas Weißwein zu beenden. Vielleicht auch ein bisschen Käse zu essen. Oder frisches Brot.

Brot ist mein Schönstes. Wenn es eine Castingshow für Essen gäbe, dann wäre frisches Brot mit Butter bei mir unter den Top Drei. Warum sollte ich darauf verzichten? Ich habe mich entschieden, dass es nicht mehr meine oberste Priorität ist, mich an der Top-Figur abzuarbeiten.

Das sehe ich genauso. Und es hilft auch deshalb, weil man nicht viel Zeit aufbringen muss. Es sind ja meist auch keine Erfolgserlebnisse, wenn man sich auf die Waage stellt und sieht, das Teil bewegt sich ja nur millimeterweise nach unten. Warum soll ich mir solche Fehlerlebnisse antun?

Welchen Karrieretipp würden Sie jungen Leuten geben – in Zeiten von DSDS oder Germany's Next Topmodel?

Pass auf, dass dir der Unterschied zwischen dem Wirklichen und dem Künstlichen nicht ausgetrieben wird. Werde vor allem nicht hochmütig. Mit zickigen Jungen will ich nichts zu tun haben. Ich will kein Gehabe haben.

Was muss man tun, um Ihre Position zu erreichen?

In aller Ruhe älter werden.

Andreas Lebert und Brigitte Huber
»Brigitte«-Chefredaktion

Seit 2010 werden in der Zeitschrift »Brigitte« sämtliche Fotostrecken von der Mode über die Beauty bis hin zu Living und Fitness nicht mehr mit Models produziert. Stattdessen zeigt »Brigitte« in allen Heften und auf allen Online-Sites der »Brigitte«-Gruppe nur noch Frauen, die mitten im Leben stehen, wie »Studentinnen, Schauspielerinnen, Buchhändlerinnen, DJanes, Künstlerinnen, Köchinnen, Grafikerinnen, Tänzerinnen, Unternehmerinnen – Leserinnen«. Eine Aktion, die weltweit für großes Aufsehen, viel Applaus, aber gelegentlich auch für Skepsis sorgte. »Brigitte«-Chefredakteur Andreas Lebert und »Brigitte«-Chefredakteurin Brigitte Huber über das Identifikationspotential von Frauen »wie Ihnen und uns«.

Wie kam es zu dieser Entscheidung?

Andreas Lebert: Die Idee entstand, weil sich zwei Dinge in den letzten Jahrzehnten dramatisch verändert haben. Zum einen haben wir längst nicht mehr nur ein paar Designer, die ein paar Trends pro Saison setzen. Wir haben zehn Trends pro Minute. Ganz einfach, weil die Frauen die Mode mitgestalten. Das lässt sich überall beobachten: Auf den Straßen der Metropolen, auf den Theaterbühnen, in den Filmen, in der Musik und auch in der Politik. Zum anderen haben sich auch die Frauen verändert. Sie brauchen keine Stellvertreter mehr. Für nichts in ihrem Leben. Also auch nicht in der Mode. Das heißt: Die Idee des Models, das als Platzhalterin für alle Frauen Mode zeigt, hat sich überlebt.

Auch die Idee, dass man sehr, sehr dünn sein muss, um modisch zu sein?

Brigitte Huber: Ja, auch deshalb war es ein ganz logischer Schritt, zu sagen, wir arbeiten jetzt ohne Models. Wir setzen uns ja sehr intensiv mit der Leserin auseinander. Wir ermutigen sie, sich mit ihrem Körper zu versöhnen. Wir plädieren für einen vernünftigen Umgang mit Gewicht und Figur, für Persönlichkeit und dafür, dass Attraktivität sehr viele Gesichter hat. Es wäre nicht nur inkonsequent, vorne im Heft bei den Mode- und Beauty-Strecken Mode an einem sehr eindimensionalen Schönheitsideal vorzuführen. Wir würden uns auch um viele Geschichten bringen, die ja auch Teil der Mode sind. Wenn sie von echten Frauen getragen und auch gestaltet wird.

»Echte Frauen« sind ja heute auch einem enormen Druck ausgesetzt, dünn zu sein...

Brigitte Huber: Ich habe zwei Söhne, die sind 13 Jahre auseinander. Und ich gehe natürlich immer zu den Elternabenden. Da merkt man tatsächlich, was da für ein großer Sprung passiert ist. Bei den ersten Elternabenden war ich eher eine von den Dünnsten. Damals haben wir uns alle wahnsinnig aufgeregt, dass wir auf diesen kleinen Schul-Stühlchen nicht sitzen können. 13 Jahre später können jetzt alle fabelhaft auf diesen kleinen Stühlen sitzen. Haben Jeansgröße 26/27. Das hatte ich mit 17 oder 18 Jahren das letzte Mal. Das war auch so ein Moment, der dazu führte, dass wir bei der »Brigitte« irgendwann gesagt haben, wir müssen mal was über Essstörungen in der Lebensmitte machen.

War die Entscheidung auch eine Entscheidung gegen den extremen Magerwahn in der Model-Szene und damit gegen den Magerwahn in der Gesellschaft?

Andreas Lebert: Die Debatte um die Magermodels war nicht der alleinige Grund für die Entscheidung. Aber sie hat sie sicher auch mit beeinflusst. Natürlich hatten wir ein großes Unbehagen, wenn wir etwa die knochigen Rücken, die dürren Arme von Models nach dem Shooting per Photoshop »abrunden« mussten, damit es nicht zu extrem aussieht. Für mich macht es beinahe den Eindruck, als wollten die Models verschwinden. Für Modefirmen, die eine bestimmte Bluse über den Laufsteg schicken, mag das auf irgendeine Weise vielleicht plausibel sein. Aber wir in den Medien bilden die Wirklichkeit ab. Wir wollen Gesprächsstoff liefern. Wir kommen mit diesem Bild von Insekten, an denen Kleider in Kindergrößen hängen, nicht weiter. Wir steigen aus dieser Entwicklung aus.

Brigitte Huber: Und dazu kommt noch ein anderer Aspekt: Selbst die Chefredakteurin der britischen »Vogue« hat neulich gesagt, sie wisse nicht mehr, was sie tun soll, weil die Kleider, die die Designer schicken, oft so klein seien, dass selbst »normale« Models nicht mehr reinpassen. Gleichzeitig haben sich diese Extreme in unseren Gehirnen und damit in uns festgesetzt. Vor allem bei jungen Frauen. Es gibt eine Gewöhnung an diese Extreme. Und damit wird auch eine Verbindung geschaffen. Man glaubt, man habe die Kontrolle über sein Leben, wenn man es schafft, auf Essen zu verzichten. Das gewinnt eine Bedeutung, die man sich so nicht wünscht.

Aber die »Brigitte«-Diät wird es weiterhin geben?

Andreas Lebert: Ja, ganz einfach, weil wir etwa aus Untersuchungen zur »Brigitte«-Diät wissen, dass das Zu- und Abnehmen ganz vielfältige psychologische Komponenten hat. Je nach Lebensphase. So wenig Gewicht zu gewinnen immer nur als »furchtbar« angesehen wird – wenn wir beispielsweise an Schwangerschaften denken oder an den Zuwachs an Formen in der Pubertät –, so sehr kann es auch in einer bestimmten Lebensphase passen, ein paar Pfunde zu verlieren. Dies Auf und Ab wird von Frauen auch als Form des Wachstums und der positiven Veränderung wahrgenommen. Wenn jemand abnehmen will, soll er oder sie doch gesund abnehmen. Wir bieten dafür das Beste.

Neben den überwältigend positiven Reaktionen gab es auch einige Zweifler, die der Aktion mangels für Mode-Shootings geeigneter Frauen ein frühes Ende prophezeiten ...

Andreas Lebert: Da sind wir ganz entspannt. Wir arbeiten ja nun mit einer der größten Model-Agenturen überhaupt zusammen: der Welt. Es gibt überall so viele tolle Frauen: Künstlerinnen aus Island, Bäuerinnen aus Feuerland, Studentinnen aus Sydney. Frauen mit den unterschiedlichsten Konfektionsgrößen und in den verschiedensten Altersgruppen. Wenn man einmal die sehr, sehr engen Vorgaben mancher Designer hinter sich lässt und auch die üblichen Mechanismen der Modewelt, entdeckt man erst mal, wie viele attraktive Frauen es gibt und wie viel lebendiger Mode sein kann. Ich sehe da eher sehr viel mehr Möglichkeiten.

Der Vorwurf war auch, dass der ganze Aufwand eines Shootings – Visagisten, Stylisten, Lichtexperten usw. –, ja auch »normale« Frauen als Illusion zeigt ...

252

Andreas Lebert: Wir wollen Frauen zeigen, wie sie sind. Das heißt aber weder, dass wir ein Übergrößenheft werden noch, dass wir uns dem ungeschminkten Realismus verschreiben. Wir wollen Frauen großartig in Szene setzen. Das haben wir mit den Models gemacht und das machen wir selbstverständlich auch mit normalen Frauen.

Wie ist es mit den Designern? Haben die sich auch umgestellt und schicken nun etwas größere Größen für die Modeproduktionen?

Brigitte Huber: Die Designer-Frage stellt sich uns so auch gar nicht. Die »Brigitte« ist auch modisch sowieso schon immer sehr nahe an der Leserin gewesen. Das heißt: Wir zeigen ohnehin tragbare und bezahlbare Mode. Wir hatten auch vor »Ohne Models« keine Mode in Größe 30/32. Insofern gibt es da keine Probleme.

Andreas Lebert: Bislang war es ohnehin immer so, dass auch an den Berufs-Models längst nicht immer alles hundertprozentig gepasst hat. Mal war das Kleidungsstück zu klein, mal zu eng, mal zu weit. Das heißt, mal haben wir es hinten aufgeschnitten, mal zusammengesteckt. Ich glaube aber auch, dass es sich Mode-Firmen schon gut überlegen, ob sie in der »Brigitte« sein wollen und ob sie dafür nicht ein paar größere Größen schicken. Vielleicht lassen wir auch mal eine Frau ein Teil hochhalten, in das sie beim besten Willen nicht reinkam. Mit dem Satz: »Sorry, die Firma X war nicht in der Lage, ein passendes Teil zu schicken!« Aber ehrlich: Bei all den Bedenken, die seit der Bekanntgabe von »Ohne Models« an uns herangetragen wurden, all den Fragen, ob wir auch wirklich alles bis zu Ende gedacht haben, muss ich sagen: »Nein!« Wir machen es einfach und lösen die Probleme dann, wenn sie auftauchen.

253

Die Kritiker der Aktion monierten auch, dass Mode schließlich zum Träumen da sei und »normale« Frauen denkbar ungeeignet für Träumereien wären.

Brigitte Huber: Das verstehe ich. Natürlich will man träumen dürfen. Wir wollen auch weiterhin, dass die Leserin sich von »Brigitte« auch entführen lässt. Dass es so ist, wie wir immer wieder hören, dass die Abonnentin sich voller Vorfreude das Heft samstags aus dem Briefkasten fischt, um sich für zwei Stunden auf der Couch zurückzuziehen und in eine andere Welt abzutauchen. Deswegen waren wir auch so gespannt auf die erste Produktion ohne Models, und ich muss sagen, der Nachweis, dass auch Frauen wie Sie oder ich wunderbar zum Träumen verführen können, war sensationell gelungen. Das ist eine Frage der Inszenierung, wie liebevoll man sich auf das Thema einlässt. Ich denke, spätestens seit dem ersten Heft ohne Models, braucht man diese Frage nicht mehr zu stellen.

Andreas Lebert: Es hat sicher auch damit zu tun, dass nun auch noch eine zweite Komponente mit in die Mode kommt: Die berühmte »second story«, die Geschichte, die ein Bild im Kopf auslöst. Eine Frau mit Geschichte, mit einem bestimmten Background, eine, die ein Leben hat und das auch zeigt, regt dazu weit mehr an als ein Model, von dem man nicht einmal den Namen kennt.

Woher bekommen Sie die Frauen?

Andreas Lebert: Viele melden sich bei uns. Es rufen aber auch Filmproduktionsfirmen an und sagen: »Dann und dann läuft ein neuer Film an, wollt ihr bei ›Brigitte‹ mit unseren Schauspielern ein Shooting machen?« Wissenschaftliche Institutionen schlagen uns Frauen vor. Es ist unglaublich, welche Bereiche sich da einem plötzlich erschließen. Und dann darf man auch nicht vergessen, dass natürlich auch die Moderedaktion selbst über einen unerschöpflichen Fundus verfügt. Sie ist weltweit vernetzt und bekommt von überall Vorschläge.

Ich kann mir vorstellen, dass die Moderedaktion jetzt sehr viel mehr Arbeit hat ...

Brigitte Huber: Nicht unbedingt. Natürlich können Sie einer Grundschullehrerin oder Architektin nicht zumuten, in St. Peter Ording bei drei Grad über Null ewig am Strand zu stehen. Spätestens nach drei Stunden will man dann mal einen Tee, eine Pause. Models gehen abends nach dem Shooting ins Hotel. Normale Frauen sagen: »Und, was machen wir jetzt?«, ganz einfach, weil es für sie ein besonderes Ereignis und nicht bloß ein Job ist. Es ist eine ganz andere Zusammenarbeit. Intensiver, lebendiger, anspruchsvoller, aber auch lustiger. Eine Art Lebendimpfung. Auch für die Redaktion.

Aber ist es nicht schwierig, dafür zu sorgen, dass die Frauen beim Fotografieren aus sich herausgehen?

Brigitte Huber: Nein. Diese Frauen haben ja mehr als nur einen Gesichtsausdruck. Anders als viele Models übrigens. Die waren zwar oft unglaublich schön, aber eben auch unglaublich ernst, melancholisch, traurig. Jetzt wird viel mehr gelacht.

Andreas Lebert: Wir haben eigentlich nur dazugewonnen. Auch an Themen. Wir zeigen ganze Familien, Berufsgruppen. Wir können jetzt überlegen – im Mai ist Abitur –, wollen wir nicht mal etwas mit einer ganzen Abiturklasse machen? Vielleicht einen Abi-Ball? Man kommt auf ganz andere Ideen, findet ganz neue modische Inszenierungen.

Werden Berufs-Models in Zukunft arbeitslos werden?

Andreas Lebert: Erstmal sicher nicht. Aber offensichtlich ist da ein ganz starker Wunsch nach Veränderung, nach mehr Lebendigkeit, nach Geschichten, nach echten Frauen, nach Vielfalt. Wir hatten natürlich damit gerechnet, dass es ein großes Echo auf »Ohne Models« geben würde. Aber nicht damit, dass es so groß sein würde. Ich glaube, es war die absolut richtige Entscheidung, die vielen Gesichter der Schönheit zu zeigen. Einer, die nicht an ein Alter oder eine bestimmte Kleidergröße gebunden ist.

Danke an alle Interviewpartner!